中医临床经典丛书

东汉·张仲景◎著

伤寒论

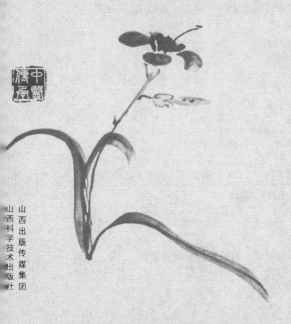

山西出版传媒集团

山西科学技术出版社

图书在版编目（CIP）数据

伤寒论／（东汉）张仲景著. —太原：山西科学技术
出版社，2018.2
　　（中医临床经典丛书）
　　ISBN 978 - 7 - 5377 - 5658 - 7

Ⅰ. ①伤… Ⅱ. ①张… Ⅲ. ①《伤寒论》Ⅳ. ①R222.2

中国版本图书馆 CIP 数据核字（2018）第 010796 号

校注者： 高丽娜　李　倩

伤寒论

出　版　人：赵建伟
著　　　者：东汉·张仲景
责 任 编 辑：王　璇
责 任 发 行：阎文凯
封 面 设 计：杨宇光

出 版 发 行：山西出版传媒集团·山西科学技术出版社
　　　　　　　地址：太原市建设南路 21 号　邮编：030012
编辑室电话：0351 - 4922135
投 稿 邮 箱：shanxikeji@qq.com
发 行 电 话：0351 - 4922121
经　　　销：全国新华书店
印　　　刷：运城日报印刷厂
网　　　址：www.sxkxjscbs.com
微　　　信：sxkjcbs

开　　　本：890mm×1240mm　　1/32　　印张：3
字　　　数：58 千字
版　　　次：2018 年 2 月第 1 版　　2018 年 2 月山西第 1 次印刷
书　　　号：ISBN 978 - 7 - 5377 - 5658 - 7
定　　　价：18.00 元

本社常年法律顾问：王葆柯
如发现印、装质量问题，影响阅读，请与发行部联系调换。

宋刻《伤寒论》序

　　夫《伤寒论》，盖祖述大圣人之意，诸家莫其伦拟。故晋·皇甫谧序《甲乙针经》云：伊尹以元圣之才，撰用《神农本草》，以为《汤液》；汉·张仲景论广《汤液》，为数十卷，用之多验。近世太医令王叔和，撰次仲景遗论甚精，皆可施用，是仲景本伊尹之法，伊尹本神农之经，得不谓祖述大圣人之意乎！

　　张仲景，《汉书》无传，见《名医录》云：南阳人，名机，仲景乃其字也。举孝廉，官至长沙太守。始受术于同郡张伯祖，时人言，识用精微过其师。所著论，其言精而奥，其法简而详，非浅闻寡见者所能及。自仲景于今八百余年，唯王叔和能学之，其间如葛洪、陶（弘）景、胡洽、徐之才、孙思邈辈，非不才也，但各自名家，而不能修明之。开宝中，节度使高继冲，曾编录进上，其文理舛错，未尝考正。历代虽藏之书府，亦阙于雠校，是使治病之流，举天下无或知者。国家诏儒臣，校正医书，臣奇续被其选，以为百病之急，无急于伤寒。

今先校定张仲景《伤寒论》十卷，总二十二篇，证外合三百九十七法，除复重，定有一百一十二方。今请颁行。

太子右赞善大夫臣　高保衡
尚书屯田员外郎臣　孙　奇
尚书司封郎中秘阁校理臣
林亿等谨上

张仲景原序

　　论曰：余每览越人入虢之诊，望齐侯之色，未尝不慨然叹其才秀也！怪当今居世之士，曾不留神医药，精究方术，上以疗君亲之疾，下以救贫贱之厄，中以保身长全，以养其生。但竞逐荣势，企踵权豪，孜孜汲汲，唯名利是务；崇饰其末，忽弃其本，华其外而瘁其内。皮之不存，毛将安附焉？卒然遭邪风之气，婴非常之疾，患及祸至，而方震栗；降志屈节，钦望巫祝，告穷归天，束手受败。赍百年之寿命，持至贵之重器，委付凡医，恣其所措。咄嗟呜呼！厥身已毙，神明消灭，变为异物，幽潜重泉，徒为啼泣。痛夫！举世昏迷，莫能觉悟，不惜其命，若是轻生，彼何荣势之云哉？而进不能爱人知人，退不能爱身知己，遇灾值祸，身居厄地；蒙蒙昧昧，蠢若游魂。哀乎！趋世之士，驰竞浮华，不固根本，忘躯徇物，危若冰谷，至于是也。

　　余宗族素多，向余二百。建安纪年以来，犹未十稔，其死亡者，三分有二，伤寒十居其七。感往昔之沦丧，伤横夭之莫救，乃勤求古训，博采众方，撰用《素问》《九卷》《八十一难》《阴阳大论》《胎胪药录》，并《平脉辨证》，为《伤寒杂病论》合十六卷，虽未能尽愈诸病，庶可以见病知源，若能寻余所集，思过半矣。

夫天布五行，以运万类，人禀五常，以有五脏，经络府俞，阴阳会通，玄冥幽微，变化难极，自非才高识妙，岂能探其理致哉！上古有神农、黄帝、岐伯、伯高、雷公、少俞、少师、仲文，中世有长桑、扁鹊，汉有公乘阳庆及仓公，下此以往，未之闻也。

观今之医，不念思求经旨，以演其所知，各承家技，始终顺旧。省疾问病，务在口给，相对斯须，便处汤药；按寸不及尺，握手不及足，人迎、趺阳，三部不参，动数发息，不满五十，短期未知决诊，九候曾无仿佛；明堂阙庭，尽不见察，所谓窥管而已。夫欲视死别生，实为难矣。孔子云：生而知之者上，学则亚之。多闻博识，知之次也。余宿尚方术，请事斯语。

目　录

辨太阳病脉证并治（上）……………………………（1）

　桂枝汤方 ……………………………………………（2）

　桂枝加葛根汤方 ……………………………………（3）

　桂枝加附子汤方 ……………………………………（3）

　桂枝去芍药汤方 ……………………………………（4）

　桂枝去芍药加附子汤方 ……………………………（4）

　桂枝麻黄各半汤方 …………………………………（5）

　桂枝二麻黄一汤方 …………………………………（5）

　白虎加人参汤方 ……………………………………（6）

　桂枝二越婢一汤方 …………………………………（6）

　桂枝去桂加茯苓白术汤方 …………………………（6）

　甘草干姜汤方 ………………………………………（7）

　芍药甘草汤方 ………………………………………（7）

　调胃承气汤方 ………………………………………（7）

　四逆汤方 ……………………………………………（7）

辨太阳病脉证并治（中）……………………………（9）

葛根汤方 …………………………………………………… (9)

葛根加半夏汤方 …………………………………………… (9)

葛根黄芩黄连汤方 ………………………………………… (10)

麻黄汤方 …………………………………………………… (10)

小柴胡汤方 ………………………………………………… (11)

大青龙汤方 ………………………………………………… (11)

小青龙汤方 ………………………………………………… (12)

桂枝加厚朴杏子汤方 ……………………………………… (13)

干姜附子汤方 ……………………………………………… (15)

桂枝加芍药生姜各一两人参三两新加汤方 ……………… (15)

麻黄杏仁甘草石膏汤方 …………………………………… (15)

桂枝甘草汤方 ……………………………………………… (16)

茯苓桂枝甘草大枣汤方 …………………………………… (16)

厚朴生姜半夏甘草人参汤方 ……………………………… (16)

茯苓桂枝白术甘草汤方 …………………………………… (17)

芍药甘草附子汤方 ………………………………………… (17)

茯苓四逆汤方 ……………………………………………… (17)

五苓散方 …………………………………………………… (18)

茯苓甘草汤方 ……………………………………………… (18)

栀子豉汤方 ………………………………………………… (19)

栀子甘草豉汤方 …………………………………………… (19)

栀子生姜豉汤方 …………………………………………… (19)

栀子厚朴汤方 ……………………………………………… (20)

栀子干姜汤方 ……………………………………………… (20)

真武汤方 ······················· (20)

禹余粮丸方（方佚）·············· (21)

小柴胡汤方 ····················· (22)

小建中汤方 ····················· (23)

大柴胡汤方 ····················· (24)

柴胡加芒硝汤方 ················· (24)

桃核承气汤方 ··················· (25)

柴胡加龙骨牡蛎汤方 ············· (25)

桂枝去芍药加蜀漆牡蛎龙骨救逆汤方 ···· (26)

桂枝加桂汤方 ··················· (27)

桂枝甘草龙骨牡蛎汤方 ··········· (27)

抵当汤方 ······················· (28)

抵当丸方 ······················· (29)

辨太阳病脉证并治（下）········ (30)

大陷胸丸方 ····················· (30)

大陷胸汤方 ····················· (31)

小陷胸汤方 ····················· (32)

文蛤散方 ······················· (32)

五苓散方 ······················· (33)

三物小白散方 ··················· (33)

柴胡桂枝汤方 ··················· (34)

柴胡桂枝干姜汤方 ··············· (34)

半夏泻心汤方 ··················· (35)

十枣汤方 ······················· (36)

大黄黄连泻心汤方 ……………………………… (36)

附子泻心汤方 …………………………………… (36)

生姜泻心汤方 …………………………………… (37)

甘草泻心汤方 …………………………………… (37)

赤石脂禹余粮汤方 ……………………………… (38)

旋覆代赭汤方 …………………………………… (38)

麻黄杏子甘草石膏汤方 ………………………… (39)

桂枝人参汤方 …………………………………… (39)

瓜蒂散方 ………………………………………… (40)

白虎加人参汤方 ………………………………… (40)

黄芩汤方 ………………………………………… (41)

黄芩加半夏生姜汤方 …………………………… (41)

黄连汤方 ………………………………………… (41)

桂枝附子汤方 …………………………………… (42)

去桂加白术汤方 ………………………………… (42)

甘草附子汤方 …………………………………… (43)

白虎汤方 ………………………………………… (43)

炙甘草汤方 ……………………………………… (43)

辨阳明病脉证并治 ……………………………… (45)

调胃承气汤方 …………………………………… (48)

大承气汤方 ……………………………………… (48)

小承气汤方 ……………………………………… (48)

白虎汤方 ………………………………………… (50)

栀子豉汤方 ……………………………………… (51)

白虎加人参汤 ……………………………… (51)

猪苓汤方 …………………………………… (51)

蜜煎导方 …………………………………… (52)

土瓜根方（附方佚） ……………………… (53)

猪胆汁方（附方） ………………………… (53)

茵陈蒿汤方 ………………………………… (53)

吴茱萸汤方 ………………………………… (54)

麻子仁丸 …………………………………… (55)

栀子檗皮汤方 ……………………………… (56)

麻黄连轺赤小豆汤方 ……………………… (57)

辨少阳病脉证并治 …………………………… (58)

小柴胡汤方 ………………………………… (58)

辨太阴病脉证并治 …………………………… (60)

桂枝加芍药汤方 …………………………… (61)

桂枝加大黄汤方 …………………………… (61)

辨少阴病脉证并治 …………………………… (62)

麻黄细辛附子汤方 ………………………… (63)

麻黄附子甘草汤方 ………………………… (64)

黄连阿胶汤方 ……………………………… (64)

附子汤方 …………………………………… (64)

桃花汤方 …………………………………… (65)

猪肤汤方 …………………………………… (65)

甘草汤方 …………………………………… (66)

桔梗汤方 …………………………………… (66)

苦酒汤方 ································ (66)

半夏散及汤方 ···························· (66)

白通汤方 ································ (67)

白通加猪胆汁汤方 ······················· (67)

真武汤方（附加减法） ···················· (67)

通脉四逆汤方 ···························· (68)

四逆散方 ································ (68)

猪苓汤方 ································ (69)

辨厥阴病脉证并治 ························· (70)

乌梅丸方 ································ (71)

当归四逆汤方 ···························· (73)

当归四逆加吴茱萸生姜汤方 ·············· (73)

茯苓甘草汤方 ···························· (74)

麻黄升麻汤方 ···························· (74)

干姜黄芩黄连人参汤方 ···················· (75)

通脉四逆汤方 ···························· (76)

白头翁汤方 ······························ (76)

辨霍乱病脉证并治 ························· (78)

四逆加人参汤方 ·························· (78)

五苓散方 ································ (79)

理中丸方 ································ (79)

通脉四逆加猪胆汁汤方 ···················· (80)

辨阴阳易瘥后劳复病脉证并治 ·············· (81)

烧裈散方 ································ (81)

枳实栀子豉汤方 …………………………………………（81）

牡蛎泽泻散方 …………………………………………（82）

理中丸方 …………………………………………（82）

竹叶石膏汤方 …………………………………………（82）

辨太阳病脉证并治（上）

一、太阳之为病，脉浮，头项强痛而恶寒。

二、太阳病，发热，汗出，恶风，脉缓者，名为中风。

三、太阳病，或已发热，或未发热，必恶寒，体痛，呕逆，脉阴阳俱紧者，名为伤寒。

四、伤寒一日，太阳受之，脉若静者，为不传；颇欲吐，若躁烦，脉数急者，为传也。

五、伤寒二三日，阳明少阳证不见者，为不传也。

六、太阳病，发热而渴，不恶寒者为温病。若发汗已，身灼热者，名风温。风温为病，脉阴阳俱浮，自汗出，身重，多眠睡，鼻息必鼾，语言难出。若被下者，小便不利，直视失溲；若被火者，微发黄色，剧则如惊痫，时瘛疭；若火熏之，一逆尚引日，再逆促命期。

七、病有发热恶寒者，发于阳也；无热恶寒者，发于阴也。发于阳，七日愈；发于阴，六日愈。以阳数七，阴数六故也。

八、太阳病，头痛至七日以上自愈者，以行其经尽故也。若欲作再经者，针足阳明，使经不传则愈。

九、太阳病欲解时，从巳至未上。

一〇、风家，表解而不了了者，十二日愈。

一一、病人身大热，反欲得衣者，热在皮肤，寒在骨髓也；身大寒，不欲近衣者，寒在皮肤，热在骨髓也。

一二、太阳中风，阳浮而阴弱。阳浮者，热自发；阴弱者，汗自出。啬啬恶寒，淅淅恶风，翕翕发热，鼻鸣干呕者，桂枝汤主之。

桂枝汤方

桂枝三两（去皮）　芍药三两　甘草二两（炙）　生姜三两（切）　大枣十二枚（擘）

上五味，㕮咀三味，以水七升，微火煮取三升，去滓，适寒温，服一升。服已须臾，啜热稀粥一升余，以助药力。温覆令一时许，遍身漐漐微似有汗者益佳，不可令如水流离，病必不除。若一服汗出病瘥，停后服，不必尽剂。若不汗，更服依前法；又不汗，后服小促其间，半日许，令三服尽。若病重者，一日一夜服，周时观之，服一剂尽，病证犹在者，更作服。若汗不出，乃服至二三剂。禁生冷、黏滑、肉面、五辛、酒酪、臭恶等物。

一三、太阳病，头痛发热，汗出恶风，桂枝汤主之。

一四、太阳病，项背强几几，反汗出恶风者，桂枝加葛根汤主之。

桂枝加葛根汤方

葛根四两　麻黄三两（去节）　芍药二两　生姜三两（切）　甘草二两（炙）　大枣十二枚（擘）　桂枝二两（去皮）

上七味，以水一斗，先煮麻黄、葛根，减二升，去上沫；内诸药，煮取三升，去滓，温服一升，覆取微似汗，不须啜粥。余如桂枝法将息及禁忌。

一五、太阳病，下之后，其气上冲者，可与桂枝汤，方用前法；若不上冲者，不得与之。

一六、太阳病三日，已发汗，若吐，若下，若温针，仍不解者，此为坏病；桂枝不中与之也。观其脉证，知犯何逆，随证治之。桂枝本为解肌，若其人脉浮紧，发热汗不出者，不可与之也。常须识此，勿令误也。

一七、若酒客病，不可与桂枝汤，得之则呕，以酒客不喜甘故也。

一八、喘家作，桂枝汤加厚朴、杏子佳。

一九、凡服桂枝汤吐者，其后必吐脓血也。

二〇、太阳病，发汗，遂漏不止，其人恶风，小便难，四肢微急，难以屈伸者，桂枝加附子汤主之。

桂枝加附子汤方

桂枝三两（去皮）　芍药三两　甘草二两（炙）　生姜三两（切）　大枣十二枚（擘）　附子一枚（炮，去皮，

破八片）

上六味，以水七升，煮取三升，去滓，温服一升。本
云：桂枝汤，今加附子。将息如前法。

二一、太阳病，下之后，脉促，胸满者，桂枝去芍药
汤主之。

桂枝去芍药汤方

桂枝三两（去皮）　甘草二两（炙）　生姜三两
（切）　大枣十二枚（擘）

上四味，以水七升，煮取三升，去滓，温服一升。本
云：桂枝汤，今去芍药。将息如前法。

二二、若微恶寒者，桂枝去芍药加附子汤主之。

桂枝去芍药加附子汤方

桂枝三两（去皮）　甘草二两（炙）　生姜三两
（切）　大枣十二枚（擘）　附子一枚（炮，去皮，破八
片）

上五味，以水七升，煮取三升，去滓，温服一升。本
云：桂枝汤，今去芍药加附子。将息如前法。

二三、太阳病，得之八九日，如疟状，发热恶寒，热
多寒少，其人不呕，圊便欲自可，一日二三度发。脉微缓
者，为欲愈也；脉微而恶寒者，此阴阳俱虚，不可更发汗、
更下、更吐也；面色反有热色者，未欲解也，以其不能得
小汗出，身必痒，宜桂枝麻黄各半汤。

桂枝麻黄各半汤方

桂枝一两十六铢（去皮）　芍药　生姜（切）　甘草（炙）　麻黄（去节）各一两　大枣四枚（擘）　杏仁二十四枚（汤浸，去皮尖及两仁者）

上七味，以水五升，先煮麻黄一二沸，去上沫，内诸药，煮取一升八合，去滓，温服六合。本云：桂枝汤三合，麻黄汤三合，并为六合，顿服。将息如上法。

二四、太阳病，初服桂枝汤，反烦不解者，先刺风池、风府，却与桂枝汤则愈。

二五、服桂枝汤，大汗出，脉洪大者，与桂枝汤，如前法；若形似疟，一日再发者，汗出必解，宜桂枝二麻黄一汤。

桂枝二麻黄一汤方

桂枝一两十七铢（去皮）　芍药一两六铢　麻黄十六铢（去节）　生姜一两六铢（切）　杏仁十六个（去皮尖）　甘草一两二铢（炙）　大枣五枚（擘）

上七味，以水五升，先煮麻黄一二沸，去上沫，内诸药，煮取二升，去滓，温服一升，日再服。本云：桂枝汤二份，麻黄汤一份，合为二升，分再服。今合为一方。将息如前法。

二六、服桂枝汤，大汗出后，大烦渴不解，脉洪大者，白虎加人参汤主之。

白虎加人参汤方

知母六两　石膏一斤（碎，绵裹）　甘草（炙）二两
粳米六合　人参三两

上五味，以水一斗，煮米熟，汤成，去滓，温服一升，
日三服。

二七、太阳病，发热恶寒，热多寒少，脉微弱者，此
无阳也，不可发汗，宜桂枝二越婢一汤。

桂枝二越婢一汤方

桂枝（去皮）　芍药　麻黄　甘草（炙）各十八铢
大枣四枚（擘）　生姜一两二铢（切）　石膏二十四铢
（碎，绵裹）

上七味，以水五升，煮麻黄一二沸，去上沫；内诸药，
煮取二升，去滓，温服一升。本云：当裁为越婢汤、桂枝
汤合之，饮一升。今合为一方，桂枝汤二份，越婢汤一份。

二八、服桂枝汤，或下之，仍头项强痛、翕翕发热，
无汗，心下满微痛，小便不利者，桂枝去桂加茯苓白术汤
主之。

桂枝去桂加茯苓白术汤方

芍药三两　甘草二两（炙）　生姜（切）　白术　茯
苓各三两　大枣十二枚（擘）

上六味，以水八升，煮取三升，去滓，温服一升。小

便利则愈。本云：桂枝汤，今去桂枝加茯苓、白术。

二九、伤寒，脉浮，自汗出，小便数，心烦，微恶寒，脚挛急。反与桂枝欲攻其表，此误也。得之便厥，咽中干，烦躁吐逆者，作甘草干姜汤与之，以复其阳；若厥愈足温者，更作芍药甘草汤与之，其脚即伸；若胃气不和，谵语者，少与调胃承气汤；若重发汗，复加烧针者，四逆汤主之。

甘草干姜汤方

甘草四两（炙）　干姜二两
上二味，以水三升，煮取一升五合，去滓，分温再服。

芍药甘草汤方

白芍药　甘草（炙）各四两
上二味，以水三升，煮取一升五合，去滓，分温再服。

调胃承气汤方

大黄四两（去皮，清酒洗）　甘草二两（炙）
芒硝半升
上三味，以水三升，煮取一升，去滓，内芒硝，更上火微煮令沸，少少温服之。

四逆汤方

甘草二两（炙）　干姜一两半　附子一枚（生用，去

皮，破八片）

上三味，以水三升，煮取一升二合，去滓，分温再服。强人可大附子一枚，干姜三两。

三〇、问曰：证象阳旦，按法治之而增剧，厥逆，咽中干，两胫拘急而谵语。师曰：言夜半手足当温，两脚当伸。后如师言。何以知此？答曰：寸口脉浮而大，浮为风，大为虚，风则生微热，虚则两胫挛，病形像桂枝，因加附子参其间，增桂令汗出，附子温经，亡阳故也。厥逆，咽中干，烦躁，阳明内结，谵语烦乱，更饮甘草干姜汤。夜半阳气还，两足当热，胫尚微拘急，重与芍药甘草汤，尔乃胫伸。以承气汤微溏，则止其谵语，故知病可愈。

辨太阳病脉证并治（中）

三一、太阳病，项背强几几、无汗恶风者，葛根汤主之。

葛根汤方

葛根四两　麻黄三两（去节）　桂枝二两（去皮）生姜三两（切）　甘草二两（炙）　芍药二两　大枣十二枚（擘）

上七味，以水一斗，先煮麻黄、葛根，减六升，去白沫，内诸药，煮取三升，去滓，温服一升。覆取微似汗。余如桂枝法将息及禁忌，诸汤皆仿此。

三二、太阳与阳明合病者，必自下利，葛根汤主之。

三三、太阳与阳明合病，不下利，但呕者，葛根加半夏汤主之。

葛根加半夏汤方

葛根四两　麻黄三两（去节）　甘草二两（炙）　芍

药二两　桂枝二两（去皮）　　生姜二两（切）　　半夏半升（洗）　　大枣十二枚（擘）

上八味，以水一斗，先煮葛根、麻黄，减二升，去白沫；内诸药，煮取三升，去滓，温服一升。覆取微似汗。

三四、太阳病，桂枝证，医反下之，利遂不止。脉促者，表未解也，喘而汗出者，葛根黄芩黄连汤主之。

葛根黄芩黄连汤方

葛根半斤　甘草二两（炙）　　黄芩三两　黄连三两

上四味，以水八升，先煮葛根，减二升；内诸药，煮取二升，去滓，分温再服。

三五、太阳病，头痛发热，身疼腰痛，骨节疼痛，恶风无汗而喘者，麻黄汤主之。

麻黄汤方

麻黄三两（去节）　　桂枝二两（去皮）　　甘草一两（炙）　　杏仁七十个（去皮尖）

上四味，以水九升，先煮麻黄，减二升；去上沫；内诸药；煮取二升半，去滓，温服八合，覆取微似汗，不须啜粥。余如桂枝法将息。

脉浮而紧，浮则为风，紧则为寒，风则伤卫，寒则伤营，营卫俱病，骨节烦痛，可发其汗，宜麻黄汤。

三六、太阳与阳明合病，喘而胸满者，不可下，宜麻黄汤。

三七、太阳病，十日已去，脉浮细而嗜卧者，外已解也。设胸满胁痛者，与小柴胡汤；脉但浮者，与麻黄汤。

小柴胡汤方

柴胡半斤　黄芩三两　人参三两　甘草（炙）生姜各三两（切）　大枣十二枚（擘）　半夏半升（洗）

上七味，以水一斗二升，煮取六升，去滓，再煎取三升，温服一升，日三服。

三八、太阳中风，脉浮紧、发热恶寒，身疼痛，不汗出而烦躁者，大青龙汤主之。若脉微弱，汗出恶风者，不可服之，服之则厥逆，筋惕肉瞤，此为逆也。

大青龙汤方

麻黄六两（去节）　桂枝二两（去皮）　甘草二两（炙）　杏仁四十枚（去皮尖）　生姜三两（切）　大枣十枚（擘）　石膏如鸡子大（碎）

上七味，以水九升，先煮麻黄，减二升，去上沫；内诸药，煮取三升，去滓，温服一升，取微似汗。汗出多者，温粉粉之。一服汗者，停后服。若复服，汗多亡阳，遂虚，恶风、烦躁、不得眠也。

三九、伤寒、脉浮缓，身不疼，但重，乍有轻时，无少阴证者，大青龙汤发之。

四〇、伤寒表不解，心下有水气，干呕，发热而咳，或渴，或利，或噎，或小便不利、少腹满，或喘者，小青龙汤主之。

小青龙汤方

麻黄（去节）　芍药　细辛　干姜　甘草（炙）　桂枝（去皮）各三两　五味子半升（洗）
半夏（洗）半升

上八味，以水一升，先煮麻黄，减二升，去上沫；内诸药，取三升，去滓，温服一升。若渴者，去半夏，加栝楼根三两；若微利者，去麻黄，加荛花（如一鸡子，熬令赤色）；若噎者，去麻黄，加附子一枚（炮）；若小便不利、少腹满者，去麻黄，加茯苓四两；若喘者，去麻黄，加杏仁半升（去皮尖）。且荛花不治利，麻黄主喘。今此语反之，疑非仲景意。

臣（林）亿等谨按：小青龙汤，大要治水。又按《本草》，荛花下十二水。水若去，利则止也。又按《千金》，形肿者，应内麻黄，乃内杏仁者，以麻黄发其阳故也。以此证之，岂非仲景意也。

四一、伤寒，心下有水气，咳而微喘，发热不渴，服汤已，渴者，此寒去欲解也，小青龙汤主之。

四二、太阳病，外证未解，脉浮弱者，当以汗解，宜桂枝汤。

四三、太阳病，下之微喘者，表未解故也，桂枝加厚朴杏子汤主之。

桂枝加厚朴杏子汤方

桂枝三两（去皮）　　甘草二两（炙）　　生姜三两（切）　芍药三两　大枣十一枚（擘）　厚朴二两（炙，去皮）　杏仁五十枚（去皮尖）

上七味，以水七升，微火煮取三升，去滓，温服三升，覆取微似汗。

四四、太阳病，外证未解，不可下也，下之为逆。欲解外者，宜桂枝汤。

四五、太阳病，先发汗，不解，而复下之；脉浮者不愈；浮为在外，而反下之，故令不愈。今脉浮，故知在外，当须解外则愈，宜桂枝汤。

四六、太阳病，脉浮紧，无汗，发热，身疼痛，八九日不解，表证仍在，此当发其汗。服药已微除，其人发烦，目瞑，剧者必衄，衄乃解。所以然者，阳气重故也。麻黄汤主之。

四七、太阳病，脉浮紧，发热，身无汗，自衄者愈。

四八、二阳并病，太阳初得病时，发其汗，汗先出不彻，因转属阳明，续自微汗出，不恶寒。若太阳病证不罢者，不可下，下之为逆，如此可小发汗。设面色缘缘正赤者，阳气怫郁在表，当解之熏之。若发汗不彻，不足言，阳气怫郁不得越，当汗不汗，其人躁烦，不知痛处，乍在腹中，乍在四肢，按之不可得，其人短气但坐，以汗出不彻故也，更发汗则愈。何以知汗出不彻？以脉涩故知也。

四九、脉浮数者，法当汗出而愈，若下之，身重，心悸者，不可发汗，当自汗出乃解。所以然者，尺中脉微，此里虚，须表里实，津液自和，便自汗出愈。

五〇、脉浮紧者，法当身疼痛，宜以汗解之。假令尺中迟者，不可发汗。何以知然？以荣气不足，血少故也。

五一、脉浮者，病在表，可发汗，宜麻黄汤。

五二、脉浮而数者，可发汗，宜麻黄汤。

五三、病常自汗出者，此为荣气和。荣气和者，外不谐，以卫气不共荣气谐和故尔。以荣行脉中，卫行脉外，复发其汗，荣卫和则愈。宜桂枝汤。

五四、病人脏无他病，时发热、自汗出而不愈者，此卫气不和也，先其时发汗则愈，宜桂枝汤。

五五、伤寒，脉浮紧，不发汗，因致衄者，麻黄汤主之。

五六、伤寒，不大便六七日，头痛有热者，与承气汤；其小便清者，知不在里，仍在表也，当须发汗；若头痛者，必衄，宜桂枝汤。

五七、伤寒发汗，已解。半日许复烦，脉浮数者，可更发汗，宜桂枝汤。

五八、凡病，若发汗，若吐，若下，若亡血、亡津液，阴阳自和者，必自愈。

五九、大下之后，复发汗，小便不利者，亡津液故也。勿治之，得小便利，必自愈。

六〇、下之后，复发汗，必振寒，脉微细。所以然者，以内外俱虚故也。

六一、下之后，复发汗，昼日烦躁不得眠，夜而安静，不呕，不渴，无表证，脉沉微，身无大热者，干姜附子汤主之。

干姜附子汤方

干姜一两　附子一枚（生用，去皮，切八片）

上二味，以水三升，煮取一升，去滓，顿服。

六二、发汗后，身疼痛，脉沉迟者，桂枝加芍药生姜各一两人参三两新加汤主之。

桂枝加芍药生姜各一两人参三两新加汤方

桂枝三两（去皮）　芍药四两　甘草二两（炙）　人参三两　大枣十二枚（擘）　生姜四两

上六味，以水一斗二升，煮取三升，去滓，温服一升。本云：桂枝汤，今加芍药、生姜、人参。

六三、发汗后，不可更行桂枝汤。汗出而喘。无大热者，可与麻黄杏仁甘草石膏汤。

麻黄杏仁甘草石膏汤方

麻黄四两（去节）　杏仁五十个（去皮尖）　甘草二两（炙）　石膏半斤（碎、绵裹）

上四味，以水七升，煮麻黄，减二升，去上沫；内诸药，煮取二升，去滓，温服一升。

六四、发汗过多，其人叉手自冒心，心下悸，欲得按者，桂枝甘草汤主之。

桂枝甘草汤方

桂枝四两（去皮）　甘草二两（炙）

上二味，以水三升，煮取一升，去滓，顿服。

六五、发汗后，其人脐下悸者，欲作奔豚，茯苓桂枝甘草大枣汤主之。

茯苓桂枝甘草大枣汤方

茯苓半斤　桂枝四两（去皮）　甘草二两（炙）　大枣十五枚（擘）

上四味，以甘澜水一斗，先煮茯苓，减二升；内诸药，煮取三升，去滓，温服一升，日三服。作甘澜水法：取水二斗，置大盆内，以杓扬之，水上有珠子五六千颗相逐，取用之。

六六、发汗后，腹胀满者。厚朴生姜半夏甘草人参汤主之。

厚朴生姜半夏甘草人参汤方

厚朴半斤（炙，去皮）　生姜半斤（切）　半夏半升（洗）　甘草二两（炙）　人参一两

上五味，以水一斗，煮取三升，去滓，温服一升，日三服。

六七、伤寒，若吐、若下后，心下逆满，气上冲胸，起则头眩，脉沉紧，发汗则动经，身为振振摇者，茯苓桂枝白术甘草汤主之。

茯苓桂枝白术甘草汤方

茯苓四两　桂枝三两（去皮）　　白术　甘草各二两（炙）

上四味，以水六升，煮取三升，去滓，分温三服。

六八、发汗病不解，反恶寒者，虚故也。芍药甘草附子汤主之。

芍药甘草附子汤方

芍药　甘草各三两（炙）　　附子一枚（炮，去皮，破八片）

上三味，以水五升，煮取一升五合，去滓，分温三服。

六九、发汗，若下之，病仍不解，烦躁者，茯苓四逆汤主之。

茯苓四逆汤方

茯苓四两　人参一两　附子一枚（生用，去皮，破八片）　甘草二两（炙）　干姜一两半

上五味，以水五升，煮取三升，去滓，温服七合，日二服。

七〇、发汗后，恶寒者，虚故也；不恶寒，但热者，

实也。当和胃气，与调胃承气汤。

七一、太阳病，发汗后，大汗出，胃中干，烦躁不得眠，欲得饮水者，少少与饮之，令胃气和则愈。若脉浮，小便不利，微热消渴者，五苓散主之。

五苓散方

猪苓十八铢（去皮）　泽泻一两六铢　白术十八铢茯苓十八铢　桂枝半两（去皮）

上五味，捣为散，以白饮和服方寸匕，日三服。多饮暖水，汗出愈。如法将息。

七二、发汗已，脉浮数，烦渴者，五苓散主之。

七三、伤寒，汗出而渴者，五苓散主之；不渴者，茯苓甘草汤主之。

茯苓甘草汤方

茯苓二两　桂枝二两（去皮）　甘草一两（炙）　生姜三两（切）

上四味，以水四升，煮取二升，去滓，分温三服。

七四、中风发热，六七日不解而烦，有表里证，渴欲饮水，水入则吐者，名曰水逆，五苓散主之。

七五、未持脉时，病人叉手自冒心，师因教试令咳而不咳者，此必两耳聋无闻也，所以然者，以重发汗虚故如此。发汗后，饮水多，必喘；以水灌之，亦喘。

七六、发汗后，水药不得入口，为逆；若更发汗，必吐下不止。发汗吐下后。虚烦不得眠，若剧者，必反复颠倒，心中懊侬，栀子豉汤主之；若少气者，栀子甘草豉汤主之；若呕者，栀子生姜豉汤主之。

栀子豉汤方

栀子十四个（擘）　香豉四合（绵裹）

上二味，以水四升，先煮栀子得二升半；内豉，煮取一升半，去滓，分为二服，温进一服（得吐者，止后服）。

栀子甘草豉汤方

栀子十四个（擘）　甘草二两（炙）　香豉四合（绵裹）

上三味，以水四升。先煮栀子、甘草取二升半；内豉，煮取一升半，去滓，分二服，温进一服（得吐者，止后服）。

栀子生姜豉汤方

栀子十四个（擘）　生姜五两（切）　香豉四合（绵裹）

上三味，以水四升，先煮栀子、生姜取二升半；内豉，煮取一升半，去滓，分二服，温进一服（得吐者，止后服）。

七七、发汗，若下之，而烦热，胸中窒者，栀子豉汤主之。

七八、伤寒五六日，大下之后，身热不去，心中结痛者，未欲解也，栀子豉汤主之。

七九、伤寒下后，心烦腹满，卧起不安者，栀子厚朴汤主之。

栀子厚朴汤方

栀子十四个（擘）　厚朴四两（炙，去皮）　枳实四枚（水浸，炙令黄）

上三味，以水三升半，煮取一升半，去滓，分二服，温进一服（得吐者，止后服）。

八〇、伤寒，医以丸药大下之，身热不去，微烦者，栀子干姜汤主之。

栀子干姜汤方

栀子十四个（擘）　干姜二两

上二味，以水三升半，煮取一升半，去滓，分二服，温进一服（得吐者，止后服）。

八一、凡用栀子汤，病人旧微溏者，不可与服之。

八二、太阳病发汗，汗出不解，其人仍发热，心下悸，头眩，身瞤动，振振欲擗地者，真武汤主之。

真武汤方

茯苓　芍药　生姜各三两（切）　白术二两　附子一枚（炮，去皮，破八片）

上五味，以水八升，煮取三升，去滓，温服七合，日三服。

八三、咽喉干燥者，不可发汗。

八四、淋家，不可汗出，发汗必便血。

八五、疮家，虽身疼痛，不可发汗，汗出则痉。

八六、衄家不可发汗，汗出，必额上陷脉急紧，直视不能眴（眼皮跳动，肌肉掣动），不得眠。

八七、亡血家，不可发汗，发汗则寒栗而振。

八八、汗家重发汗，必恍惚心乱，小便已阴疼，与禹余粮丸。

禹余粮丸方（方佚）

八九、病人有寒，复发汗，胃中冷，必吐蛔。

九〇、本发汗而复下之，此为逆也；若先发汗，治不为逆。本先下之而反汗之，为逆；若先下之，治不为逆。

九一、伤寒，医下之，续得下利清谷不止，身疼痛者，急当救里；后身疼痛，清便自调者，急当救表。救里，宜四逆汤；救表，宜桂枝汤。

九二、病发热头痛，脉反沉，若不瘥，身体疼痛，当救其里。四逆汤方。

九三、太阳病，先下而不愈，因复发汗，以此表里俱虚，其人因致冒，冒家汗出自愈。所以然者，汗出表和故也；里未和，然后复下之。

九四、太阳病未解，脉阴阳俱停，必先振栗汗出而解。

但阳脉微者，先汗出而解；但阴脉微者，下之而解。若欲下之，宜调胃承气汤。

九五、太阳病，发热汗出者，此为荣弱卫强；故使汗出，欲救邪风者，宜桂枝汤。

九六、伤寒五六日，中风，往来寒热，胸胁苦满，嘿嘿不欲饮食，心烦喜呕，或胸中烦而不呕，或渴，或腹中痛，或胁下痞硬，或心下悸、小便不利，或不渴、身有微热，或咳者，小柴胡汤主之。

小柴胡汤方

柴胡半斤　黄芩三两　人参三两　半夏半升（洗）甘草（炙）　生姜各三两（切）　大枣十二枚（擘）

上七味，以水一斗二升，煮取六升，去滓，再煎取三升，温服一升，日三服。若胸中烦而不呕者，去半夏、人参，加栝楼实一枚；若渴者，去半夏、加人参合前成四两半、栝楼根四两；若腹中痛者，去黄芩，加芍药三两；若胁下痞硬者，去大枣，加牡蛎四两；若心下悸、小便不利者，去黄芩，加茯苓四两；若不渴、外有微热者，去人参，加桂枝三两，温服微汗愈；若咳者，去人参、大枣、生姜，加五味子半升、干姜二两。

九七、血弱气尽，腠理开，邪气因入，与正气相搏，结于胁下。正邪分争，往来寒热，休作有时，嘿嘿不欲饮食，脏腑相连，其痛必下，邪高痛下，故使呕也，小柴胡汤主之。服柴胡汤已，渴者属阳明，以法治之。

九八、得病六七日，脉迟浮弱，恶风寒，手足温，医二三下之，不能食，而胁下满痛，面目及身黄，颈项强，小便难者，与柴胡汤，后必下重。本渴饮水而呕者，柴胡汤不中与也，食谷者哕。

九九、伤寒四五日，身热恶风，颈项强，胁下满，手足温而渴者，小柴胡汤主之。

一〇〇、伤寒，阳脉涩，阴脉弦，法当腹中急痛，先与小建中汤；不瘥者，小柴胡汤主之。

小建中汤方

桂枝三两（去皮）　甘草二两（炙）　大枣十二枚（擘）　芍药六两　生姜三两（切）　胶饴一升

上六味，以水七升，煮取三升，去滓，内饴，更上微火消解。温服一升，日三服。呕家不可用建中汤，以甜故也。

一〇一、伤寒中风，有柴胡证，但见一证便是，不必悉具。凡柴胡汤病证而下之，若柴胡汤证不罢者，复与柴胡汤，必蒸蒸而振，却复发热汗出而解。

一〇二、伤寒二三日，心中悸而烦者，小建中汤主之。

一〇三、太阳病，过经十余日，反二三下之，后四五日，柴胡证仍在者，先与小柴胡汤；呕不止，心下急，郁郁微烦者，为未解也，与大柴胡汤下之则愈。

大柴胡汤方

柴胡半斤　黄芩三两　芍药三两　半夏半升（洗）生姜五两（切）　枳实四枚（炙）　大枣十二枚（擘）

上七味，以水一斗二升，煮取六升，去滓，再煎（取三升），温服一升，日三服。一方加大黄二两。若不加，恐不为大柴胡汤。

一〇四、伤寒十三日，不解，胸胁满而呕，日晡所发潮热，已而微利，此本柴胡证，下之以不得利，今反利者，知医以丸药下之，此非其治也。潮热者，实也。先宜服小柴胡汤以解外，后以柴胡加芒硝汤主之。

柴胡加芒硝汤方

柴胡二两十六铢　黄芩一两　人参一两　甘草一两（炙）　生姜一两（切）　半夏二十铢（本云五枚，洗）大枣四枚（擘）　芒硝二两

上八味，以水四升，煮取二升，去滓；内芒硝，更煮微沸，分温再服；不解更作。

一〇五、伤寒十三日，过经谵语者，以有热也，当以汤下之。若小便利者，大便当硬，而反下利，脉调和者，知医以丸药下之，非其治也。若自下利者，脉当微厥；今反和者，此为内实也。调胃承气汤主之。

一〇六、太阳病不解，热结膀胱，其人如狂，血自下，下者愈。其外不解者，尚未可攻，当先解其外。外解已，

但少腹急结者，乃可攻之，宜桃核承气汤。

桃核承气汤方

桃仁五十个（去皮尖）　大黄四两　桂枝二两（去皮）
甘草二两（炙）　芒硝二两

上五味，以水七升，煮取二升半，去滓；内芒硝，更上火
微沸下火，先食温服五合，日三服，当微利。

一〇七、伤寒八九日，下之，胸满烦惊，小便不利，
谵语，一身尽重，不可转侧者，柴胡加龙骨牡蛎汤主之。

柴胡加龙骨牡蛎汤方

柴胡四两　龙骨　黄芩　生姜（切）　铅丹　人参
桂枝（去皮）　茯苓各一两半　半夏二合半（洗）　大黄
二两　牡蛎一两半（熬）　大枣六枚（擘）

上十二味，以水八升，煮取四升；内大黄切如棋子，
更煮一两沸，去滓，温服一升。本云：柴胡汤，今加龙
骨等。

一〇八、伤寒腹满谵语，寸口脉浮而紧，此肝乘脾也，
名曰纵，刺期门。

一〇九、伤寒发热，啬啬恶寒，大渴欲饮水，其腹必
满，自汗出，小便利，其病欲解，此肝乘肺也，名曰横，
刺期门。

一一〇、太阳病二日，反躁，反熨其背而大汗出，火
热入胃，胃中水竭，躁烦，必发谵语；十余日，振栗，自

下利者，此为欲解也。故其汗从腰以下不得汗，欲小便不得，反呕欲失溲，足下恶风，大便硬，小便当数而反不数及不多；大便已，头卓然而痛，其人足心必热，谷气下流故也。

一一一、太阳病中风，以火劫发汗，邪风被火热，血气流溢，失其常度。两阳相熏灼，其身发黄，阳盛则欲衄，阴虚小便难，阴阳俱虚竭，身体则枯燥，但头汗出，齐颈而还。腹满微喘，口干烂，或不大便，久则谵语，甚者至哕，手足躁扰，捻衣摸床，小便利者，其人可治。

一一二、伤寒脉浮，医者以火迫劫之，亡阳，必惊狂，卧起不安者，桂枝去芍药加蜀漆牡蛎龙骨救逆汤主之。

桂枝去芍药加蜀漆牡蛎龙骨救逆汤方

桂枝三两（去皮）　甘草二两（炙）　生姜三两（切）　大枣十二枚（擘）　牡蛎五两（熬）　蜀漆三两（洗去腥）　龙骨四两

上七味，以水一斗二升，先煮蜀漆减二升；内诸药，煮取三升，去滓，温服一升。本云：桂枝汤，今去芍药，加蜀漆、牡蛎、龙骨。

一一三、形作伤寒，其脉不弦紧而弱，弱者必渴，被火必谵语；弱者发热脉浮，解之，当汗出愈。

一一四、太阳病，以火熏之，不得汗，其人必躁。到经不解，必清血，名为火邪。

一一五、脉浮热甚，而反灸之，此为实。实以虚治，因火而动，必咽燥吐血。

一一六、微数之脉，慎不可灸。因火为邪，则为烦逆；追虚逐实，血散脉中，火气虽微，内攻有力，焦骨伤筋，血难复也。脉浮，宜以汗解，用火灸之，邪无从出，因火而盛，病从腰以下，必重而痹，名火逆也。欲自解者，必当先烦，烦乃有汗而解，何以知之？脉浮，故知汗出解。

一一七、烧针令其汗，针处被寒，核起而赤者，必发奔豚，气从少腹上冲心者，灸其核上各一壮，与桂枝加桂汤，更加桂二两也。

桂枝加桂汤方

桂枝五两（去皮）　芍药三两　生姜三两（切）　甘草二两（炙）　大枣十二枚（擘）

上五味，以水七升，煮取三升，去滓，温服一升。本云：桂枝汤，今加桂满五两。所以加桂者，以能泄奔豚气也。

一一八、火逆下之，因烧针烦躁者，桂枝甘草龙骨牡蛎汤主之。

桂枝甘草龙骨牡蛎汤方

桂枝一两（去皮）　甘草二两（炙）　牡蛎二两（熬）　龙骨二两

上四味，以水五升，煮取二升半，去滓，温服八合，日三服。

一一九、太阳伤寒者，加温针，必惊也。

一二〇、太阳病，当恶寒发热，今自汗出，反不恶寒发热，关上脉细数者，以医吐之过也。一二日吐之者，腹中饥，口不能食；三四日吐之者，不喜糜粥，欲食冷食，朝食暮吐，以医吐之所致也，此为小逆。

一二一、太阳病吐之，但太阳病当恶寒，今反不恶寒，不欲近衣，此为吐之内烦也。

一二二、病人脉数，数为热，当消谷引食，而反吐者，此以发汗，令阳气微，膈气虚，脉乃数也。数为客热。不能消谷，以胃中虚冷，故吐也。

一二三、太阳病，过经十余日，心下温温欲吐，而胸中痛，大便反溏，腹微满，郁郁微烦，先此时自极吐下者，与调胃承气汤。若不尔者，不可与。但欲呕，胸中痛，微溏者，此非柴胡汤证，以呕，故知极吐下也。调胃承气汤。

一二四、太阳病六七日，表证仍在，脉微而沉，反不结胸，其人发狂者，以热在下焦，少腹当硬满；小便自利者，下血乃愈。所以然者，以太阳随经，瘀热在里故也，抵当汤主之。

抵当汤方

水蛭（熬）　虻虫各三十个（去翅足，熬）　　桃仁二十个（去皮尖）　大黄三两（酒洗）

上四味，以水五升，煮取三升，去滓，温服一升。不下，更服。

一二五、太阳病，身黄，脉沉结，少腹硬，小便不利者，为无血也；小便自利，其人如狂者，血证谛也，抵当汤主之。

一二六、伤寒有热，少腹满，应小便不利，今反利者，为有血也，当下之，不可余药，宜抵当丸。

抵当丸方

水蛭二十个（熬）　　虻虫二十个（去翅足，熬）　　桃仁二十五个（去皮尖）　　大黄三两

上四味，捣分四丸，以水一升煮一丸，取七合服之。晬时当下血，若不下者，更服。

一二七、太阳病，小便利者，以饮水多，必心下悸；小便少者，必苦里急也。

辨太阳病脉证并治（下）

一二八、问曰：病有结胸，有脏结，其状如何？答曰：按之痛，寸脉浮，关脉沉，名曰结胸也。

一二九、何谓脏结？答曰：如结胸状，饮食如故，时时下利，寸脉浮，关脉小细沉紧，名曰脏结，舌上白苔滑者，难治。

一三〇、脏结无阳证，不往来寒热，一云，寒而不热，其人反静，舌上苔滑者，不可攻也。

一三一、病发于阳而反下之，热入因作结胸；病发于阴而反下之，一作汗出，因作痞也。所以成结胸者，以下之太早故也。结胸者，项亦强，如柔痉状，下之则和，宜大陷胸丸。

大陷胸丸方

大黄半斤　葶苈子半升（熬）　芒硝半升　杏仁半升（去皮尖，熬黑）

上四味，捣筛二味；内杏仁、芒硝合研如脂，和散，取如弹丸一枚；别捣甘遂末一钱匕，白蜜二合，水二升，煮取一升，温，顿服之，一宿乃下。如不下，更服，取下为效。禁如药法。

一三二、结胸证，其脉浮大者，不可下，下之则死。

一三三、结胸证悉具，烦躁者亦死。

一三四、太阳病，脉浮而动数，浮则为风，数则为热，动则为痛，数则为虚。头痛发热，微盗汗出，而反恶寒者，表未解也。医反下之，动数变迟，膈内拒痛，胃中空虚，客气动膈，短气躁烦，心中懊憹，阳气内陷，心下因硬，则为结胸，大陷胸汤主之。若不结胸，但头汗出，余处无汗，齐颈而还，小便不利，身必发黄。

大陷胸汤方

大黄六两（去皮）　芒硝一升　甘遂一钱匕

上三味，以水六升，先煮大黄取二升，去滓；内芒硝，煮一两沸；内甘遂末，温服一升。得快利，止后服。

一三五、伤寒六七日，结胸热实，脉沉而紧，心下痛，按之石硬者，大陷胸汤主之。

一三六、伤寒十余日，热结在里，复往来寒热者，与大柴胡汤；但结胸，无大热者，此为水结在胸胁也；但头微汗出者，大陷胸汤主之。

一三七、太阳病，重发汗而复下之，不大便五六日，舌上燥而渴，日晡所小有潮热。从心下至少腹硬满而痛不可近者，大陷胸汤主之。

一三八、小结胸病，正在心下，按之则痛，脉浮滑者，小陷胸汤主之。

小陷胸汤方

黄连一两　半夏半升（洗）　栝楼实大者一枚

上三味，以水六升，先煮栝楼，取三升，去滓；内诸药，煮取二升，去滓，分温三服。

一三九、太阳病二三日，不能卧，但欲起，心下必结，脉微弱者，此本有寒分也。反下之，若利止，必作结胸；未止者，四日复下之，此作协热利也。

一四〇、太阳病下之，其脉促，不结胸者，此为欲解也；脉浮者，必结胸；脉紧者，必咽痛；脉弦者，必两胁拘急；脉细数者，头痛未止；脉沉紧者，必欲呕；脉沉滑者，协热利；脉浮滑者，必下血。

一四一、病在阳，应以汗解之，反以冷水潠之，若灌之，其热被劫不得去，弥更益烦，肉上粟起，意欲饮水，反不渴者，服文蛤散；若不瘥者，与五苓散。寒实结胸，无热证者，与三物小陷胸汤，白散亦可服。

文蛤散方

文蛤五两

上一味，为散，以沸汤和一方寸匕服，汤用五合。身热皮粟不解，欲引衣自复者，若以水潠之洗之，益令热动不得去，当汗而不汗则烦，假令汗出已，腹中痛，与芍药三两，如上法。

五苓散方

猪苓（去黑皮）十八铢　白术十八铢　泽泻一两六铢
茯苓十八铢　桂枝半两（去皮）

上五味为散，更于臼中杵之。白饮和方寸匕服之，日
三服；多饮暖水，汗出愈。

三物小白散方

桔梗三分　巴豆一分（去皮心，熬黑，研如脂）
贝母三分

上三味，为散；内巴豆更于臼中杵之，以白饮和服。
强人半钱匕，羸者减之。病在膈上必吐，在膈下必利。不
利，进热粥一杯；利过不止，进冷粥一杯。身热、皮粟不
解，欲引衣自覆；若以水潠之，洗之，益令热劫不得出，
当汗而不汗则烦，假令汗出已，腹中痛，与芍药三两如
上法。

一四二、太阳与少阳并病，头项强痛，或眩冒，时如
结胸，心下痞硬者，当刺大椎第一间、肺俞、肝俞，慎不
可发汗；发汗则谵语；脉弦，五日谵语不止，当刺期门。

一四三、妇人中风，发热恶寒，经水适来，得之七八
日，热除而脉迟身凉，胸胁下满如结胸状，谵语者，此为
热入血室也。当刺期门，随其实而取之。

一四四、妇人中风七八日，续得寒热，发作有时，经

水适断者，此为热入血室。其血必结，故使如疟状，发作有时，小柴胡汤主之。

一四五、妇人伤寒，发热，经水适来，昼日明了，暮则谵语如见鬼状者，此为热入血室。无犯胃气及上二焦，必自愈。

一四六、伤寒六七日，发热，微恶寒，支节烦疼，微呕，心下支结，外证未去者，柴胡桂枝汤主之。

柴胡桂枝汤方

黄芩一两半　人参一两半　甘草一两（炙）　半夏二合半（洗）　芍药一两半　大枣六枚（擘）
生姜一两半（切）　柴胡四两　桂枝一两半（去皮）

上九味，以水七升，煮取三升，去滓，温服一升。本云：人参汤，作如桂枝法，加半夏、柴胡、黄芩；复如柴胡法。今用人参作半剂。

一四七、伤寒五六日，已发汗而复下之，胸胁满微结，小便不利，渴而不呕，但头汗出，往来寒热，心烦者，此为未解也，柴胡桂枝干姜汤主之。

柴胡桂枝干姜汤方

柴胡半斤　桂枝三两（去皮）　干姜二两　栝楼根四两　黄芩三两　牡蛎二两（熬）　甘草二两（炙）

上七味，以水一斗二升，煮取六升，去滓，再煎取三升，温服一升，日三服。初服微烦，复服，汗出便愈。

一四八、伤寒五六日，头汗出，微恶寒，手足冷，心下满，口不欲食，大便硬，脉细者，此为阳微结，必有表，复有里也。脉沉，亦在里也。汗出，为阳微。假令纯阴结，不得复有外证，悉入在里，此为半在里半在外也。脉虽沉紧，不得为少阴病。所以然者，阴不得有汗，今头汗出，故知非少阴也。可与小柴胡汤，设不了了者，得屎而解。

一四九、伤寒五六日，呕而发热者，柴胡汤证具，而以他药下之，柴胡证仍在者，复与柴胡汤。此虽已下之，不为逆，必蒸蒸而振，却发热汗出而解。若心下满而硬痛者，此为结胸也，大陷胸汤主之；但满而不痛者，此为痞，柴胡不中与之，宜半夏泻心汤。

半夏泻心汤方

半夏半升（洗）　黄芩　干姜　人参　甘草各三两（炙）　黄连一两　大枣十二枚（擘）

上七味，以水一斗，煮取六升，去滓，再煎取三升，温服一升，日三服。须大陷胸汤者，方用前第二法。一方用半夏一升。

一五〇、太阳少阳并病，而反下之，成结胸，心下硬，下利不止，水浆不下，其人心烦。

一五一、脉浮而紧，而复下之，紧反入里则作痞。按之自濡，但气痞耳。

一五二、太阳中风，下利呕逆，表解者，乃可攻之。其人漐漐汗出，发作有时，头痛，心下痞硬满，引胁下痛，干呕短气，汗出不恶寒者，此表解里未和也，十枣汤主之。

十枣汤方

芫花（熬）　甘遂　大戟

上三味，等分，各别捣为散；以水一升半，先煮大枣肥者十枚，取八合去滓，内药末。强人服一钱匕，羸人服半钱，温服之，平旦服。若下后，病不除者，明日更服加半钱，得快下利后，糜粥自养。

一五三、太阳病，医发汗，遂发热恶寒，因复下之，心下痞，表里俱虚。阴阳气并竭，无阳则阴独，复加烧针，因胸烦，面色青黄，肤𥉵𥉵者，难治；今色微黄，手足温者易愈。

一五四、心下痞，按之濡，其脉关上浮者，大黄黄连泻心汤主之。

大黄黄连泻心汤方

大黄二两　黄连一两

上二味，以麻沸汤二升渍之须臾，绞去滓，分温再服。

一五五、心下痞，而复恶寒汗出者，附子泻心汤主之。

附子泻心汤方

大黄二两　黄连一两　黄芩一两　附子一两（炮，去皮，破，别煮取汁）

上四味，切三味，以麻沸汤二升渍之须臾，绞去滓，内附子汁，分温再服。

一五六、本以下之，故心下痞，与泻心汤；痞不解，其人渴而口燥，烦，小便不利者，五苓散主之。一方云：忍之一日乃愈。

一五七、伤寒汗出，解之后，胃中不和，心下痞硬，干噫食臭，胁下有水气，腹中雷鸣，下利者，生姜泻心汤主之。

生姜泻心汤方

生姜四两（切）　甘草三两（炙）　人参三两　干姜一两　黄芩三两　半夏半升（洗）　黄连一两　大枣十二枚（擘）

上八味，以水一斗，煮取六升，去滓，再煎取三升，温服一升，日三服。

附子泻心汤，本云：加附子。半夏泻心汤、甘草泻心汤，同体别名耳。生姜泻心汤，本云：理中人参黄芩汤，去桂枝术，加黄连，并泻肝法。

一五八、伤寒中风，医反下之，其人下利日数十行，谷不化，腹中雷鸣，心下痞硬而满，干呕，心烦不得安。医见心下痞，谓病不尽，复下之，其痞益甚。此非结热，但以胃中虚，客气上逆，故使硬也。甘草泻心汤主之。

甘草泻心汤方

甘草四两（炙）　黄芩三两　干姜三两　半夏半升

（洗）　大枣十二枚（擘）　黄连一两

上六味，以水一斗，煮取六升，去滓，再煎取三升，温服一升，日三服。

一五九、伤寒，服汤药，下利不止，心下痞硬。服泻心汤已，复以他药下之，利不止。医以理中与之，利益甚。理中者，理中焦，此利在下焦，赤石脂禹余粮汤主之。复不止者，当利其小便。

赤石脂禹余粮汤方

赤石脂一斤（碎）　太一禹余粮一斤（碎）

上二味，以水六升，煮取二升，去滓，分温三服。

一六〇、伤寒吐下后，发汗，虚烦，脉甚微；八九日心下痞硬，胁下痛，气上冲咽喉，眩冒，经脉动惕者，久而成痿。

一六一、伤寒发汗，若吐，若下，解后，心下痞硬，噫气不除者，旋覆代赭汤主之。

旋覆代赭汤方

旋覆花三两　人参二两　生姜五两　代赭一两　甘草三两（炙）　半夏半升（洗）　大枣十二枚（擘）

上七味，以水一斗，煮取六升，去滓，再煎取三升，温服一升，日三服。

一六二、下后，不可更行桂枝汤；若汗出而喘，无大热者，可与麻黄杏子甘草石膏汤。

麻黄杏子甘草石膏汤方

麻黄四两　杏仁五十个（去皮尖）　甘草二两（炙）
石膏半斤（碎，绵裹）

上四味，以水七升，先煮麻黄，减二升，去白沫；内
诸药，煮取三升。去滓，温服一升，本云：黄耳按。

一六三、太阳病，外证未除，而数下之，遂协热而利，
利下不止，心下痞硬，表里不解者，桂枝人参汤主之。

桂枝人参汤方

桂枝四两（另切）　甘草四两（炙）　白术三两　人
参三两　干姜三两

上五味，以水九升，先煮四味，取五升；内桂，更煮
取三升，去滓，温服一升，日再，夜一服。

一六四、伤寒大下后，复发汗，心下痞，恶寒者，表
未解也，不可攻痞，当先解表，表解乃可攻痞。解表宜桂
枝汤；攻痞宜大黄黄连泻心汤。

一六五、伤寒发热，汗出不解，心中痞硬，呕吐而下
利者，大柴胡汤主之。

一六六、病如桂枝证，头不痛，项不强，寸脉微浮，
胸中痞硬，气上冲喉咽不得息者，此为胸有寒也。当吐之，
宜瓜蒂散。

瓜蒂散方

瓜蒂一分（熬黄）　赤小豆一分

上二味，各别捣筛，为散已，合治之，取一钱匕；以香豉一合，用热汤七合，煮作稀糜，去滓；取汁合散，温，顿服之。不吐者，少少加；得快吐，乃止。诸亡血虚家，不可与瓜蒂散。

一六七、病胁下素有痞，连在脐旁，痛引少腹入阴筋者，此名脏结，死。

一六八、伤寒，若吐、若下后，七八日不解，热结在里，表里俱热，时时恶风，大渴，舌上干燥而烦，欲饮水数升者，白虎加人参汤主之。

白虎加人参汤方

知母六两　石膏一斤（碎）　甘草二两（炙）　人参二两　粳米六合

上五味，以水一斗，煮米熟，汤成去滓，温服一升，日三服。此方立夏后、立秋前，乃可服；立秋后不可服；正月、二月、三月尚凛冷，亦不可与服之，与之则呕利而腹痛。诸亡血虚家，亦不可与，得之则腹痛利者，但可温之当愈。

一六九、伤寒，无大热，口燥渴，心烦，背微恶寒者，白虎加人参汤主之。

一七〇、伤寒，脉浮，发热无汗，其表不解，不可与白虎汤；渴欲饮水无表证者，白虎加人参汤主之。

一七一、太阳少阳并病，心下硬，颈项强而眩者，当刺大椎、肺俞、肝俞。慎勿下之。

一七二、太阳与少阳合病，自下利者，与黄芩汤；若呕者，黄芩加半夏生姜汤主之。

黄芩汤方

黄芩三两　芍药二两　甘草二两（炙）　大枣十二枚（擘）

上四味，以水一斗，煮取三升，去滓，温服一升，日再，夜一服。

黄芩加半夏生姜汤方

黄芩三两　芍药二两　甘草二两（炙）　大枣十二枚（擘）　半夏半升（洗）　生姜一两半（一方三两，切）

上六味，以水一斗，煮取三升，去滓，温服一升，日再，夜一服。

一七三、伤寒，胸中有热，胃中有邪气，腹中痛，欲呕吐者，黄连汤主之。

黄连汤方

黄连三两　甘草三两（炙）　干姜三两　桂枝三两（去皮）　人参二两　半夏半升（洗）　大枣十二枚（擘）

上七味，以水一斗，煮取六升，去滓，温服，昼三、夜二。

一七四、伤寒八九日，风湿相搏，身体疼烦，不能自转侧，不呕不渴，脉浮虚而涩者，桂枝附子汤主之；若其人大便硬，一云脐下心下硬、小便自利者，去桂加白术汤主之。

桂枝附子汤方

桂枝四两（去皮）　　附子三枚（炮，去皮，破）　　生姜三两（切）　　大枣十二枚（擘）　　甘草二两（炙）

上五味，以水六升，煮取二升，去滓，分温三服。

去桂加白术汤方

附子三枚（炮，去皮，破）　　白术四两　　生姜三两（切）　　甘草二两（炙）　　大枣十二枚（擘）

上五味，以水六升，煮取两升，去滓，分温三服。初一服，其人身如痹，半日许复服之；三服都尽，其人如冒状，勿怪。此以附子、术并走皮内，逐水气未得除，故使之耳，法当加桂四两。此本一方二法：以大便硬，小便自利，去桂也；以大便不硬，小便不利，当加桂。附子三枚，恐多也。虚弱家及产妇，宜减服之。

一七五、风湿相搏，骨节疼烦，掣痛不得屈伸，近之则痛剧，汗出短气，小便不利，恶风不欲去衣，或身微肿者，甘草附子汤主之。

甘草附子汤方

甘草二两（炙）　附子二枚（炮，去皮，破）　白术二两　桂枝四两（去皮）

上四味，以水六升，煮取三升，去滓，温服一升，日三服。初服得微汗则解。能食汗止复烦者，将服五合，恐一升多者，宜服六七合为始。

一七六、伤寒，脉浮滑，此表有热，里有寒，白虎汤主之。

白虎汤方

知母六两　石膏一斤（碎）　甘草二两（炙）　粳米六合

上四味，以水一斗，煮米熟汤成，去滓，温服一升，日三服。

一七七、伤寒，脉结代，心动悸，炙甘草汤主之。

炙甘草汤方

甘草四两（炙）　生姜三两（切）　人参二两　生地黄一斤（酒洗）　桂枝三两（去皮）　阿胶二两　麦门冬半升（去心）　麻仁半升　大枣三十枚（擘）

上九味，以清酒七升，水八升，先煮八味，取三升，去滓；内胶烊消尽，温服一升，日三服。一名复脉汤。

一七八、脉按之来缓，时一止复来者，名曰结。又脉来动而中止，更来小数，中有还者反动，名曰结阴也。脉来动而中止，不能自还，因而复动者，名曰代阴也。得此脉者，必难治。

辨阳明病脉证并治

一七九、问曰：病有太阳阳明，有正阳阳明，有少阳阳明，何谓也？答曰：太阳阳明者，脾约是也；正阳阳明者，胃家实是也；少阳阳明者，发汗利小便已，胃中燥烦实，大便难是也。

一八〇、阳明之为病，胃家实是也。

一八一、问曰：何缘得阳明病？答曰：太阳病，若发汗，若下，若利小便，此亡津液，胃中干燥，因转属阳明；不更衣，内实，大便难者，此名阳明也。

一八二、问曰：阳明病外证云何？答曰：身热，汗自出，不恶寒反恶热也。

一八三、问曰：病有得之一日，不发热而恶寒者，何也？答曰：虽得之一日，恶寒将自罢，即自汗出而恶热也。

一八四、问曰：恶寒何故自罢？答曰：阳明居中主土也，万物所归，无所复传，始虽恶寒，二日自止，此为阳明病也。

一八五、本太阳，初得病时，发其汗，汗先出不彻，因转属阳明也。伤寒发热无汗，呕不能食，而反汗出濈濈然者，是转属阳明也。

一八六、伤寒三日，阳明脉大。

一八七、伤寒脉浮而缓，手足自温者，是为系在太阴。太阴者，身当发黄；若小便自利者，不能发黄。至七八日，大便硬者，为阳明病也。

一八八、伤寒转系阳明者，其人濈然微汗出也。

一八九、阳明中风，口苦咽干，腹满微喘，发热恶寒，脉浮而紧。若下之，则腹满，小便难也。

一九〇、阳明病，若能食，名中风；不能食，名中寒。

一九一、阳明病，若中寒者，不能食，小便不利，手足濈然汗出，此欲作固瘕，必大便初硬后溏。所以然者，以胃中冷，水谷不别故也。

一九二、阳明病，初欲食，小便反不利，大便自调，其人骨节疼，翕翕如有热状，奄然发狂，濈然汗出而解者，此水不胜谷气，与汗共并，脉紧则愈。

一九三、阳明病，欲解时，从申至戌上。

一九四、阳明病，不能食，攻其热必哕。所以然者，胃中虚冷故也；以其人本虚，攻其热必哕。

一九五、阳明病，脉迟，食难用饱，饱则微烦头眩，必小便难，此欲作谷瘅。虽下之，腹满如故，所以然者，脉迟故也。

一九六、阳明病，法多汗，反无汗，其身如虫行皮中状者，此以久虚故也。

一九七、阳明病，反无汗而小便利，二三日呕而咳，手足厥者，必苦头痛；若不咳，不呕，手足不厥者，头不痛。

一九八、阳明病，但头眩，不恶寒，故能食而咳，其人咽必痛；若不咳者，咽不痛。

一九九、阳明病无汗，小便不利，心中懊侬者，身必发黄。

二〇〇、阳明病，被火，额上微汗出而小便不利者，必发黄。

二〇一、阳明病，脉浮而紧者，必潮热，发作有时；但浮者，必盗汗出。

二〇二、阳明病，口燥但欲漱水，不欲咽者，此必衄。

二〇三、阳明病，本自汗出，医更重发汗，病已瘥，尚微烦不了了者，此必大便硬故也。以亡津液，胃中干燥，故令大便硬。当问其小便日几行，若本小便日三四行，今日再行，故知大便不久出，今为小便数少，以津液当还入胃中，故知不久必大便也。

二〇四、伤寒呕多，虽有阳明病证，不可攻之。

二〇五、阳明病，心下硬满者，不可攻之，攻之利遂不止者死，利止者愈。

二〇六、阳明病，面合色赤，不可攻之；攻之必发热，色黄者，小便不利也。

二〇七、阳明病，不吐不下，心烦者，可与调胃承气汤。

调胃承气汤方

甘草二两（炙）　芒硝半斤　大黄四两（清酒洗）

上三味，切，以水三升，煮二物至一升，去滓；内芒硝，更上微火一二沸，温顿服之，以调胃气。

二〇八、阳明病，脉迟虽汗出，不恶寒者，其身必重，短气，腹满而喘；有潮热者，此外欲解，可攻里也；手足濈然汗出者，此大便已硬也，大承气汤主之。若汗多，微发热恶寒者，外未解也，一法与桂枝汤、其热不潮，未可与承气汤；若腹大满不通者，可与小承气汤微和胃气，勿令至大泄下。

大承气汤方

大黄四两（酒洗）　厚朴半斤（炙，去皮）　枳实五枚（炙）　芒硝三合

上四味，以水一斗，先煮二物，取五升，去滓；内大黄，更煮取二升，去滓；内芒硝，更上微火一两沸，分温再服。得下，余勿服。

小承气汤方

大黄四两（酒洗）　厚朴二两（炙，去皮）　枳实三枚（大者，炙）

上三味，以水四升，煮取一升二合，去滓，分温二服。初服汤当更衣，不尔者尽饮之；若更衣者，勿服之。

二〇九、阳明病，潮热，大便微硬者，可与大承气汤；不硬者，不可与之。若不大便六七日，恐有燥屎，欲知之法，少与小承气汤，汤入腹中，转矢气者，此有燥屎也，乃可攻之；若不转矢气者，此但初头硬，后必溏，不可攻之，攻之必胀满不能食也。欲饮水者，与水则哕。其后发热者，必大便复硬而少也，以小承气汤和之。不转矢气者，慎不可攻也。

二一〇、夫实则谵语，虚则郑声。郑声者，重语也。直视谵语，喘满者死，下利者亦死。

二一一、发汗多，若重发汗者，亡其阳，谵语，脉短者死，脉自和者不死。

二一二、伤寒，若吐若下后，不解，不大便五六日，上至十余日，日晡所发潮热，不恶寒，独语如见鬼状。若剧者，发则不识人，循衣摸床，惕而不安，微喘直视，脉弦者生，涩者死；微者，但发热谵语者，大承气汤主之。若一服利，则止后服。

二一三、阳明病，其人多汗，以津液外出，胃中燥，大便必硬，硬则谵语，小承气汤主之。若一服谵语止者，更莫复服。

二一四、阳明病，谵语，发潮热，脉滑而疾者，小承气汤主之。因与承气汤一升，腹中转气者，更服一升。若不转气者，勿更与之；明日又不大便，脉反微涩者，里虚也，为难治，不可更与承气汤也。

二一五、阳明病，谵语，有潮热，反不能食者，胃中必有燥屎五六枚也；若能食者，但硬耳，宜大承气汤下之。

二一六、阳明病，下血谵语者，此为热入血室，但头汗出者，刺期门，随其实而泻之，濈然汗出则愈。

二一七、汗出谵语者，以有燥屎在胃中，此为风也。须下者，过经乃可下之。下之若早，语言必乱，以表虚里实故也。下之则愈，宜大承气汤。

二一八、伤寒四五日，脉沉而喘满，沉为在里。而反发其汗，津液越出，大便为难。表虚里实，久则谵语。

二一九、三阳合病，腹满身重，难于转侧，口不仁面垢，谵语遗尿。发汗则谵语；下之则额上生汗，手足逆冷。若自汗出者，白虎汤主之。

白虎汤方

知母六两　石膏一斤（碎）　甘草二两（炙）　粳米六合

上四味，以水一斗，煮米熟，汤成去滓。温服一升，日三服。

二二〇、三阳并病，太阳证罢，但发潮热，手足漐漐汗出，大便难而谵语者，下之则愈，宜大承气汤。

二二一、阳明病，脉浮而紧咽燥口苦，腹满而喘，发热汗出，不恶寒，反恶热，身重。若发汗则躁，心愦愦反谵语；若加温针，必怵惕，烦躁不得眠；若下之，则胃中空虚，客气动膈，心中懊憹。舌上胎者。栀子豉汤主之。

栀子豉汤方

肥栀子十四枚（擘）　香豉四合（绵裹）

上二味，以水四升，煮栀子取二升半，去滓；内豉，更煮取一升半，去滓，分二服。温进一服，得快吐者，止后服。

二二二、若渴欲饮水，口干舌燥者，白虎加人参汤主之。

白虎加人参汤

知母六两　石膏一斤（碎）　甘草二两（炙）　粳米六合　人参三两

上五味，以水一斗，煮米熟，汤成去滓，温服一升，日三服。

二二三、若脉浮，发热，渴欲饮水，小便不利者，猪苓汤主之。

猪苓汤方

猪苓（去皮）　茯苓　泽泻　阿胶　滑石（碎）各一两

上五味，以水四升，先煎四味取二升，去滓；内阿胶烊消，温服七合，日三服。

二二四、阳明病，汗出多而渴者，不可与猪苓汤。以汗多胃中燥，猪苓汤复利其小便故也。

二二五、脉浮而迟，表热里寒，下利清谷者，四逆汤主之。

二二六、若胃中虚冷，不能食者，饮水则哕。

二二七、脉浮发热，口干鼻燥，能食者则衄。

二二八、阳明病下之，其外有热，手足温，不结胸，心中懊憹，饥不能食，但头汗出者，栀子豉汤主之。

二二九、阳明病，发潮热，大便溏，小便自可，胸胁满不去者，与小柴胡汤。

二三〇、阳明病，胁下硬满，不大便而呕，舌上白苔者，可与小柴胡汤。上焦得通，津液得下，胃气因和，身濈然汗出而解。

二三一、阳明中风，脉弦浮大，而短气，腹都满，胁下及心痛，久按之气不通，鼻干；不得汗，嗜卧，一身及目悉黄，小便难，有潮热，时时哕，耳前后肿。刺之小瘥，外不解。病过十日，脉续浮者，与小柴胡汤。

二三二、脉但浮，无余证者，与麻黄汤；若不尿，腹满加哕者，不治。

二三三、阳明病，自汗出，若发汗，小便自利者，此为津液内竭，虽硬不可攻之，当须自欲大便，宜蜜煎导而通之。若土瓜根及大猪胆汁，皆可为导。

蜜煎导方

食蜜七合

上一味于铜器内，微火煎，当须凝如饴状，搅之勿令焦著。欲可丸，并手捻作挺，令头锐，大如指，长二寸许，当热时急作，冷则硬。以内谷道中，以手急抱，欲大便时乃去之。

土瓜根方（附方佚）

猪胆汁方（附方）

大猪胆一枚，泻汁，和少许法醋，以灌谷道内。如一食顷，当大便出宿食恶物，甚效。

二三四、阳明病，脉迟，汗出多，微恶寒者，表未解也，可发汗，宜桂枝汤。

二三五、阳明病，脉浮，无汗而喘者，发汗则愈，宜麻黄汤。

二三六、阳明病，发热汗出者，此为热越，不能发黄也；但头汗出，身无汗，齐颈而还，小便不利，渴引水浆者，此为瘀热在里，身必发黄，茵陈蒿汤主之。

茵陈蒿汤方

茵陈蒿六两　　栀子十四枚（擘）　　大黄二两（去皮）

上三味，以水一斗二升，先煮茵陈，减六升；内二味，煮取三升，去滓，分三服。小便当利，尿如皂荚汁状，色正赤，一宿腹减，黄从小便去也。

二三七、阳明证，其人喜忘者，必有蓄血。所以然者，本有久瘀血，故令喜忘；屎虽硬，大便反易，其色必黑者，宜抵当汤下之。

二三八、阳明病，下之，心中懊𢙇而烦，胃中有燥屎者，可攻。腹微满，初头硬，后必溏，不可攻之。若有燥屎者，宜大承气汤。

二三九、病人不大便五六日，绕脐痛、烦躁、发作有时者，此有燥屎，故使不大便也。

二四〇、病人烦热，汗出则解；又如疟状，日晡所发热者，属阳明也。脉实者，宜下之；脉浮虚者，宜发汗。下之与大承气汤，发汗宜桂枝汤。

二四一、大下后，六七日不大便，烦不解，腹满痛者，此有燥屎也。所以然者，本有宿食故也，宜大承气汤。

二四二、病人小便不利，大便乍难乍易，时有微热，喘冒一作息、不能卧者，有燥屎也，宜大承气汤。

二四三、食谷欲呕，属阳明也，吴茱萸汤主之。得汤反剧者，属上焦也。

吴茱萸汤方

吴茱萸一升（洗）　人参三两　生姜六两（切）　大枣十二枚（擘）

上四味，以水七升，煮取二升，去滓，温服七合，日三服。

二四四、太阳病，寸缓、关浮、尺弱，其人发热汗出，复恶寒，不呕，但心下痞者，此以医下之也。如其不下者，病人不恶寒而渴者，此转属阳明也。小便数者，大便必硬，不更衣十日，无所苦也。渴欲饮水，少少与之，但以法救之，渴者，宜五苓散。

二四五、脉阳微而汗出少者，为自和也；汗出多者，为太过；阳脉实，因发其汗，出多者，亦为太过。太过者，为阳绝于里，亡津液，大便因硬也。

二四六、脉浮而芤，浮为阳，芤为阴；浮芤相搏，胃气生热，其阳则绝。

二四七、趺阳脉浮而涩，浮则胃气强，涩则小便数，浮涩相搏，大便则硬，其脾为约，麻子仁丸主之。

麻子仁丸

麻子仁二升　芍药半斤　枳实半斤（炙）　大黄一斤（去皮）　厚朴一尺（炙，去皮）　杏仁一升（去皮尖，熬，别作脂）

上六味，蜜和丸，如梧桐子大，饮服十丸，日三服，渐加，以知为度。

二四八、太阳病三日，发汗不解，蒸蒸发热者，属胃也，调胃承气汤主之。

二四九、伤寒吐后，腹胀满者，与调胃承气汤。

二五〇、太阳病，若吐，若下、若发汗后，微烦，小便数，大便因硬者，与小承气汤和之愈。

二五一、得病二三日，脉弱，无太阳柴胡证，烦躁，心下硬；至四五日，虽能食，以小承气汤少少与微和之，令小安；至六日，与承气汤一升。若不大便六七日，小便少者，虽不能食，但初头硬，后必溏，未定成硬，攻之必溏。须小便利，屎定硬，乃可攻之。宜大承气汤。

二五二、伤寒六七日，目中不了了，睛不和，无表里证，大便难，身微热者，此为实也。急下之，宜大承气汤。

二五三、阳明病，发热汗多者，急下之，宜大承气汤。

二五四、发汗不解，腹满痛者，急下之，宜大承气汤。

二五五、腹满不减，减不足言，当下之，宜大承气汤。

二五六、阳明少阳合病，必下利。其脉不负者，为顺也。负者，失也，互相克贼，名为负也。脉滑而数者，有宿食也，当下之，宜大承气汤。

二五七、病人无表里证，发热七八日，虽脉浮数者，可下之。假令已下，脉数不解，合热则消谷善饥，至六七日不大便者，有瘀血，宜抵当汤。

二五八、若脉数不解，而下不止，必协热便脓血也。

二五九、伤寒发汗已，身目为黄。所以然者，以寒湿一作温、在里不解故也。以为不可下也，于寒湿中求之。

二六〇、伤寒七八日，身黄如橘子色，小便不利，腹微满者，茵陈蒿汤主之。

二六一、伤寒身黄，发热，栀子柏皮汤主之。

栀子柏皮汤方

肥栀子十五个（擘）　甘草一两（炙）　黄柏二两

上三味，以水四升，煮取一升半，去滓，分温再服。

二六二、伤寒瘀热在里，身必黄，麻黄连轺赤小豆汤主之。

麻黄连轺赤小豆汤方

麻黄二两（去节）　　连轺二两（连翘根是）　　杏仁四十个（去皮尖）　　赤小豆一升　大枣十二枚（擘）　　生梓白皮一生（切）　　生姜二两（切）　　甘草二两（炙）

上八味，以潦水一斗，先煮麻黄，再沸，去上沫；内诸药，煮取三升，去滓，分温三服，半日服尽。

辨少阳病脉证并治

二六三、少阳之为病，口苦，咽干，目眩也。

二六四、少阳中风，两耳无所闻，目赤，胸中满而烦者，不可吐下，吐下则悸而惊。

二六五、伤寒，脉弦细，头痛发热者，属少阳。少阳不可发汗，发汗则谵语。此属胃，胃和则愈；胃不和，烦而悸。

二六六、本太阳病不解，转入少阳者，胁下硬满，干呕不能食，往来寒热；尚未吐下，脉沉紧者，与小柴胡汤。

小柴胡汤方

柴胡八两　　人参三两　　黄芩二两　　甘草三两（炙）
半夏半升（洗）　　生姜三两（切）　　大枣十二枚（擘）

上七味，以水一斗二升，煮取六升，去滓，再煎取三升，温服一升，日三服。

二六七、若已吐、下、发汗，温针，谵语，柴胡汤证罢，此为坏病。知犯何逆，以法治之。

二六八、三阳合病，脉浮大，上关上，但欲眠睡，目合则汗。

二六九、伤寒六七日，无大热，其人躁烦者，此为阳去入阴故也。

二七〇、伤寒三日，三阳为尽，三阴当受邪，其人反能食而不呕，此为三阴不受邪也。

二七一、伤寒三日，少阳脉小者，欲已也。

二七二、少阳病，欲解时，从寅至辰上。

辨太阴病脉证并治

二七三、太阴之为病，腹满而吐，食不下，自利益甚，时腹自痛。若下之，必胸下结硬。

二七四、太阴中风，四肢烦疼，脉阳微阴涩而长者，为欲愈。

二七五、太阴病，欲解时，从亥至丑上。

二七六、太阴病，脉浮者，可发汗，宜桂枝汤。

二七七、自利不渴者，属太阴，以其脏有寒故也。当温之，宜服四逆辈。

二七八、伤寒脉浮而缓，手足自温者，系在太阴。太阴当发身黄；若小便自利者，不能发黄。至七八日，虽暴烦下利日十余行，必自止，以脾家实，腐秽当去故也。

二七九、本太阳病，医反下之，因尔腹满时痛者，属太阴也，桂枝加芍药汤主之；大实痛者，桂枝加大黄汤主之。

桂枝加芍药汤方

桂枝三两（去皮）　芍药六两　甘草二两（炙）　大枣十二枚（擘）　生姜三两（切）

上五味，以水七升，煮取三升，去滓，温分三服。本云：桂枝汤，今加芍药。

桂枝加大黄汤方

桂枝三两（去皮）　大黄二两　芍药六两　生姜三两（切）　甘草二两（炙）　大枣十二枚（擘）

上六味，以水七升，煮取三升，去滓，温服一升，日三服。

二八〇、太阴为病，脉弱，其人续自便利，设当行大黄、芍药者，宜减之，以其人胃气弱，易动故也。

辨少阴病脉证并治

二八一、少阴之为病，脉微细，但欲寐也。

二八二、少阴病，欲吐不吐，心烦，但欲寐，五六日自利而渴者，属少阴也，虚故引水自救；若小便色白者，少阴病形悉具，小便白者，以下焦虚有寒，不能制水，故令色白也。

二八三、病人脉阴阳俱紧，反汗出者，亡阳也，此属少阴，法当咽痛而复吐利。

二八四、少阴病，咳而下利，谵语者，被火气劫故也；小便必难，以强责少阴汗也。

二八五、少阴病，脉细沉数，病为在里，不可发汗。

二八六、少阴病，脉微，不可发汗，亡阳故也；阳已虚，尺脉弱涩者，复不可下之。

二八七、少阴病，脉紧，至七八日，自下利，脉暴微，手足反温，脉紧反去者，为欲解也，虽烦，下利必自愈。

二八八、少阴病，下利，若利自止，恶寒而踡卧，手足温者，可治。

二八九、少阴病，恶寒而踡，时自烦，欲去衣被者，可治。

二九〇、少阴中风，脉阳微阴浮者，为欲愈。

二九一、少阴病，欲解时，从子至寅上。

二九二、少阴病，吐利，手足不逆冷，反发热者，不死。脉不至者，至一作足，灸少阴七壮。

二九三、少阴病八九日，一身手足尽热者，以热在膀胱，必便血也。

二九四、少阴病，但厥无汗，而强发之，必动其血。未知从何道出，或从口鼻，或从目出者，是名下厥上竭，为难治。

二九五、少阴病，恶寒身踡而利，手足逆冷者，不治。

二九六、少阴病，吐利、躁烦、四逆者，死。

二九七、少阴病，下利止而头眩，时时自冒者死。

二九八、少阴病，四逆、恶寒而身踡，脉不至，不烦而躁者死。

二九九、少阴病，六七日，息高者死。

三〇〇、少阴病，脉微细沉，但欲卧，汗出不烦，自欲吐。至五六日，自利，复烦躁不得卧寐者死。

三〇一、少阴病，始得之，反发热脉沉者，麻黄细辛附子汤主之。

麻黄细辛附子汤方

麻黄二两（去节）　细辛二两　附子一枚（炮，去皮，

破八片）

上三味，以水一斗，先煮麻黄，减二升，去上沫；内诸药，煮取三升，去滓，温服一升，日三服。

三〇二、少阴病，得之二三日，麻黄附子甘草汤微发汗。以二三日无里证，故微发汗也。

麻黄附子甘草汤方

麻黄二两（去节）　甘草二两（炙）　附子一枚（炮，去皮，破八片）

上三味，以水七升，先煮麻黄一两沸，去上沫；内诸药，煮取三升，去滓，温服一升，日三服。

三〇三、少阴病，得之二三日以上，心中烦，不得卧，黄连阿胶汤主之。

黄连阿胶汤方

黄连四两　黄芩二两　芍药二两　鸡子黄二枚　阿胶三两（一云：三铤）

上五味，以水六升，先煮三物，取二升，去滓；内胶烊尽，小冷；内鸡子黄，搅令相得，温服七合，日三服。

三〇四、少阴病，得之一二日，口中和，其背恶寒者，当灸之，附子汤主之。

附子汤方

附子二枚（炮，去皮，破八片）　茯苓三两　人参二

两　白术四两　芍药三两

上五味，以水八升，煮取三升，去滓，温服一升，日三服。

三〇五、少阴病，身体痛、手足寒、骨节痛、脉沉者，附子汤主之。

三〇六、少阴病，下利、便脓血者、桃花汤主之。

桃花汤方

赤石脂一斤（一半全用，一半筛末）　干姜一两　粳米一升

上三味，以水七升，煮米令熟，去滓，温服七合；内赤石脂末方寸匕，日三服。若一服愈，余勿服。

三〇七、少阴病，二三日至四五日，腹痛、小便不利、下利不止、便脓血者，桃花汤主之。

三〇八、少阴病，下利、便脓血者，可刺。

三〇九、少阴病，吐利、手足逆冷、烦躁欲死者，吴茱萸汤主之。

三一〇、少阴病，下利、咽痛、胸满、心烦，猪肤汤主之，方九。

猪肤汤方

猪肤一斤

上一味，以水一斗，煮取五升，去滓；加白蜜一升、白粉五合，熬香，和令相得，温分六服。

注：白粉即大米粉。

三一一、少阴病二三日，咽痛者，可与甘草汤；不瘥者，与桔梗汤。

甘草汤方

甘草二两

上一味，以水三升，煮取一升半，去滓，温服七合，日二服。

桔梗汤方

桔梗一两　甘草二两

上二味，以水三升，煮取一升，去滓，温分再服。

三一二、少阴病，咽中伤，生疮，不能语言，声不出者，苦酒（即米醋）汤主之。

苦酒汤方

半夏（洗，破如枣核）十四枚　鸡子一枚（去黄，内上苦酒，着鸡子壳中）

上二味，内半夏苦酒中，以鸡子壳置刀环中，安火上，令三沸，去滓，少少含咽之。不瘥，更作三剂。

三一三、少阴病，咽中痛，半夏散及汤主之。

半夏散及汤方

半夏（洗）　桂枝（去皮）　甘草（炙）

上三味，等分，各别捣筛已，合治之。白饮和，服方寸匕，日三服。若不能散服者，以水一升，煎七沸，内散两方寸匕，更煮三沸，下火令小冷，少少咽之。半夏有毒，不当散服。

三一四、少阴病，下利，白通汤主之。

白通汤方

葱白四茎　干姜一两　附子一枚（生，去皮，破八片）

上三味，以水三升，煮取一升，去滓，分温再服。

三一五、少阴病，下利，脉微者，与白通汤；利不止，厥逆无脉，干呕烦者，白通加猪胆汁汤主之。服汤，脉暴出者死，微续者生。

白通加猪胆汁汤方

葱白四茎　干姜一两　附子一枚（生，去皮，破八片）人尿五合　猪胆汁一合

上五味，以水三升，煮取一升，去滓；内胆汁、人尿，和令相得，分温再服。若无胆，亦可用。

三一六、少阴病，二三日不已，至四五日，腹痛，小便不利，四肢沉重疼痛，自下利者，此为有水气。其人或咳，或小便利，或下利，或呕者，真武汤主之。

真武汤方（附加减法）

茯苓三两　芍药三两　白术二两　生姜三两（切）

附子一枚（炮，去皮，破八片）

上五味，以水八升，煮取三升，去滓，温服七合，日三服。若咳者，加五味子半升，细辛一两、干姜一两；若小便利者，去茯苓；若下利者，去芍药，加干姜二两；若呕者，去附子，加生姜，足前为半斤。

三一七、少阴病，下利清谷，里寒外热，手足厥逆，脉微欲绝，身反不恶寒，其人面色赤；或腹痛，或干呕，或咽痛，或利止脉不出者。通脉四逆汤主之。

通脉四逆汤方

甘草二两（炙）　附子大者一枚（生用，去皮，破八片）　干姜三两（强人可四两）

上三味，以水三升，煮取一升二合，去滓，分温再服。其脉即出者愈。面色赤者，加葱九茎；腹中痛者，去葱，加芍药二两；呕者，加生姜二两；咽痛者，去芍药，加桔梗一两；利止、脉不出者，去桔梗，加人参二两。病皆与方相应者，乃服之。

三一八、少阴病，四逆，其人或咳，或悸，或小便不利，或腹中痛，或泄利下重者，四逆散主之。

四逆散方

甘草（炙）　枳实（破，水渍，炙干）　柴胡　芍药
上四味，各十分，捣筛，白饮和服方寸匕，日三服。咳者，加五味子、干姜各五分，并主下利；悸者，加桂枝

五分；小便不利者，加茯苓五分；腹中痛者，加附子一枚，炮令坼（音沏，裂开）；泄利下重者，先以水五升，煮薤白三升，煮取三升，去滓，以散三方寸匕，内汤中，煮取一升半，分温再服。

三一九、少阴病，下利六七日，咳而呕渴，心烦不得眠者，猪苓汤主之。

猪苓汤方

猪苓（去皮）　茯苓　阿胶　泽泻　滑石各一两

上五味，以水四升，先煮四物，取二升，去滓，内阿胶烊尽。温服七合，日三服。

三二〇、少阴病，得之二三日，口燥咽干者，急下之，宜大承气汤。

三二一、少阴病，自利清水，色纯青，心下必痛，口干燥者，急下之，宜大承气汤。

三二二、少阴病，六七日，腹胀不大便者，急下之，宜大承气汤。

三二三、少阴病，脉沉者，急温之，宜四逆汤。

三二四、少阴病，饮食入口则吐，心中温温欲吐，复不能吐，始得之，手足寒，脉弦迟者，此胸中实，不可下也，当吐之；若膈上有寒饮，干呕者，不可吐也。当温之，宜四逆汤。

三二五、少阴病，下利，脉微涩，呕而汗出，必数更衣，反少者，当温其上，灸之。

辨厥阴病脉证并治

三二六、厥阴之为病，消渴，气上撞心，心中疼热；饥而不欲食，食则吐蚘。下之，利不止。

三二七、厥阴中风，脉微浮为欲愈，不浮为未愈。

三二八、厥阴病，欲解时，从丑至卯上。

三二九、厥阴病，渴欲饮水者，少少与之愈。

三三〇、诸四逆厥者，不可下之，虚家亦然。

三三一、伤寒先厥，后发热而利者，必自止；见厥复利。

三三二、伤寒始发热六日，厥反九日而利。凡厥利者，当不能食。今反能食者，恐为除中。食以索饼，不发热者，知胃气尚在，必愈。恐暴热来出而复去也，后三日脉之，其热续在者，期之旦日夜半愈。所以然者，本发热六日，厥反九日，复发热三日，并前六日，亦为九日，与厥相应，故期之旦日夜半愈。后三日脉之而脉数，其热不罢者，此为热气有余，必发痈脓也。

三三三、伤寒脉迟六七日，而反与黄芩汤彻其热。脉迟为寒，今与黄芩汤复除其热，腹中应冷，当不能食，今反能食，此名除中，必死。

三三四、伤寒先厥后发热，下利必自止，而反汗出，咽中痛者，其喉为痹。发热无汗，而利必自止；若不止，必便脓血；便脓血者，其喉不痹。

三三五、伤寒一二日至四五日，厥者必发热，前热者后必厥，厥深者热亦深，厥微者热亦微。厥应下之，而反发汗者，必口伤烂赤。

三三六、伤寒病，厥五日，热亦五日。设六日，当复厥。不厥者自愈。厥终不过五日，以热五日，故知自愈。

三三七、凡厥者，阴阳气不相顺接，便为厥。厥者，手足逆冷者是也。

三三八、伤寒，脉微而厥，至七八日肤冷，其人躁无暂安时者，此为脏厥，非蚘厥也。蚘厥者，其人当吐蚘。今病者静，而复时烦者，此为脏寒。蚘上入其膈，故烦，须臾复止，得食而呕又烦者，蚘闻食臭出，其人常自吐蚘。蚘厥者，乌梅丸主之。又主久利。

乌梅丸方

乌梅三百枚　细辛六两　干姜十两　黄连十六两　当归四两　附子六两（炮，去皮）　蜀椒（出汗）四两　桂枝六两（去皮）　人参六两　黄柏六两

上十味，异捣筛，合治之，以苦酒渍乌梅一宿，去核，蒸之五斗米下，饭熟捣成泥，和药令相得；内臼中，与蜜

杵二千下，丸如梧桐子大。先食饮服十丸，日三服，稍加至二十丸。禁生冷、滑物、臭食等。

三三九、伤寒热少微厥，指（一作稍）头寒，嘿嘿不欲食，烦躁。数日，小便利，色白者，此热除也，欲得食，其病为愈；若厥而呕，胸胁烦满者，其后必便血。

三四〇、病者手足厥冷，言我不结胸，小腹满，按之痛者，此冷结在膀胱关元也。

三四一、伤寒发热四日，厥反三日，复热四日，厥少热多者，其病当愈；四日至七日，热不除者，必便脓血。

三四二、伤寒厥四日，热反三日，复厥五日，其病为进。寒多热少，阳气退，故为进也。

三四三、伤寒六七日，脉微，手足厥冷，烦躁，灸厥阴，厥不还者，死。

三四四、伤寒发热，下利厥逆，躁不得卧者，死。

三四五、伤寒发热，下利至甚，厥不止者，死。

三四六、伤寒六七日不利，便发热而利，其人汗出不止者，死，有阴无阳故也。

三四七、伤寒五六日，不结胸，腹濡，脉虚复厥者，不可下。此亡血，下之，死。

三四八、发热而厥，七日下利者，为难治。

三四九、伤寒，脉促，手足厥逆，可灸之。

三五〇、伤寒，脉滑而厥者，里有热，白虎汤主之。

三五一、手足厥寒，脉细欲绝者，当归四逆汤主之。若其人内有久寒者，宜当归四逆加吴茱萸生姜汤。

当归四逆汤方

当归三两　桂枝三两（去皮）　芍药三两　细辛三两
甘草二两（炙）　通草二两　大枣二十五枚（擘，一法十
二枚）

上七味，以水八升，煮取三升，去滓，温服一升，日
三服。

三五二、若其人内有久寒者，宜当归四逆加吴茱萸生
姜汤。

当归四逆加吴茱萸生姜汤方

当归三两　芍药三两　甘草二两（炙）　通草二两
桂枝三两（去皮）　细辛三两　生姜半斤（切）　吴茱萸
二升　大枣二十五枚（擘）

上九味，以水六升、清酒六升和，煮取五升，去滓，
温分五服（一方，水、酒各四升）。

三五三、大汗出，热不去，内拘急，四肢疼，又下利
厥逆而恶寒者，四逆汤主之。

三五四、大汗，若大下利而厥冷者，四逆汤主之。

三五五、病人手足厥冷，脉乍紧者，邪结在胸中；心
下满而烦，饥不能食者，病在胸中；当须吐之，宜瓜蒂散。

三五六、伤寒厥而心下悸，宜先治水，当服茯苓甘草
汤，却治其厥。不尔水渍入胃，必作利也。

茯苓甘草汤方

茯苓二两　甘草一两（炙）　生姜三两（切）　桂枝二两（去皮）

上四味，以水四升，煮取二升，去滓，分温三服。

三五七、伤寒六七日，大下后，寸脉沉而迟，手足厥逆，下部脉不至，喉咽不利，唾脓血，泄利不止者，为难治。麻黄升麻汤主之。

麻黄升麻汤方

麻黄二两半（去节）　升麻一两一分　当归一两一分知母十八铢　黄芩十八铢　萎蕤十八株（一作菖蒲）　芍药六铢　天门冬六铢（去心）　桂枝六铢（去皮）　茯苓六铢　甘草六铢（炙）　石膏六铢（碎，绵裹）　白术六铢　干姜六铢

上十四味，以水一斗，先煮麻黄一两沸，去上沫；内诸药，煮取三升，去滓，分温三服。相去如炊三斗米顷，令尽，汗出愈。

三五八、伤寒四五日，腹中痛，若转气下趣少腹者，此欲自利也。

三五九、伤寒，本自寒下，医反复吐下之，寒格，更逆吐下，若食入口即吐，干姜黄芩黄连人参汤主之。

干姜黄芩黄连人参汤方

干姜　黄芩　黄连　人参各三两

上四味，以水六升，煮取二升，去滓，分温再服。

三六〇、下利，有微热而渴，脉弱者，今自愈。

三六一、下利，脉数，有微热汗出，今自愈；设复紧，为未解。一云设脉浮复紧。

三六二、下利，手足厥冷、无脉者，灸之。不温，若脉不还，反微喘者，死；少阴负趺阳者，为顺也。

三六三、下利，寸脉反浮数，尺中自涩者，必清脓血。

三六四、下利清谷，不可攻表，汗出必胀满。

三六五、下利，脉沉弦者，下重也；脉大者，为未止；脉微弱数者，为欲自止，虽发热，不死。

三六六、下利，脉沉而迟，其人面少赤，身有微热，下利清谷者，必郁冒汗出而解，病人必微厥。所以然者，其面戴阳，下虚故也。

三六七、下利，脉数而渴者，今自愈。设不瘥，必清脓血，以有热故也。

三六八、下利后脉绝，手足厥冷，晬时（一昼夜）脉还，手足温者生，脉不还者死。

三六九、伤寒下利，日十余行，脉反实者，死。

三七〇、下利清谷，里寒外热，汗出而厥者，通脉四逆汤主之。

通脉四逆汤方

甘草二两（炙）　附子大者一枚（生，去皮，破八片）干姜三两（强人可四两）

上三味，以水三升，煮取一升二合，去滓，分温再服，其脉即出者愈。

三七一、热利，下重者，白头翁汤主之。

白头翁汤方

白头翁二两　黄柏三两　黄连三两　秦皮三两

上四味，以水七升，煮取二升，去滓，温服一升。不愈，更服一升。

三七二、下利腹胀满，身体疼痛者，先温其里，乃攻其表。温里，宜四逆汤；攻表，宜桂枝汤。

三七三、下利，欲饮水者，以有热故也，白头翁汤主之。

三七四、下利，谵语者，有燥屎也，宜小承气汤。

三七五、下利后更烦，按之心下濡者，为虚烦也，宜栀子豉汤。

三七六、呕家，有痈脓者，不可治呕，脓尽自愈。

三七七、呕而脉弱，小便复利，身有微热，见厥者难治。四逆汤主之。

三七八、干呕，吐涎沫，头痛者，吴茱萸汤主之。

三七九、呕而发热者，小柴胡汤主之。

三八〇、伤寒，大吐大下之，极虚，复极汗者，其人外气怫郁，复与之水，以发其汗，因得哕。所以然者，胃中寒冷故也。

三八一、伤寒，哕而腹满，视其前后，知何部不利，利之即愈。

辨霍乱病脉证并治

三八二、问曰：病有霍乱者何？答曰：呕吐而利，此名霍乱。

三八三、问曰：病发热，头痛，身疼，恶寒，吐利者，此属何病？答曰：此名霍乱。霍乱自吐下，又利止，复更发热也。

三八四、伤寒，其脉微涩者，本是霍乱，今是伤寒，却四五日，至阴经上，转入阴必利，本呕下利者，不可治也。欲似大便，而反失气，仍不利者，此属阳明也，便必硬，十三日愈。所以然者，经尽故也。下利后，当便硬，硬则能食者愈。今反不能食，到后经中，颇能食，复过一经能食，过之一日当愈，不愈者，不属阳明也。

三八五、恶寒脉微而复利，利止亡血也，四逆加人参汤主之。

四逆加人参汤方

甘草二两（炙）　　附子一枚（生，去皮，破八片）

干姜一两半　人参一两

上四味，以水三升，煮取一升二合，去滓，分温再服。

三八六、霍乱，头痛发热，身疼痛，热多欲饮水者，五苓散主之；寒多不用水者，理中丸主之。

五苓散方

猪苓（去皮）　白术　茯苓各十八铢　桂枝半两（去皮）　泽泻一两六铢

上五味，为散，更治之，白饮和服方寸匕，日三服。多饮暖水，汗出愈。

理中丸方

人参　干姜　甘草（炙）　白术各三两

上四味，捣筛，蜜和为丸，如鸡子黄许大，以沸汤数合和一丸研碎，温服之，日三四、夜二服。腹中未热，益至三四丸，然不及汤。汤法：以四物依两数切，用水八升，煮取三升，去滓，温服一升，日三服。若脐上筑者，肾气动也，去术，加桂四两；吐多者，去术，加生姜三两；下多者，还用术；悸者，加茯苓二两；渴欲得水者，加术足前成四两半；腹中痛者，加人参足前成四两半；寒者，加干姜足前成四两半；腹满者去术，加附子一枚。服汤后，如食顷，饮热粥一升许，微自温，勿发揭衣被。

三八七、吐利止而身痛不休者，当消息和解其外，宜桂枝汤小和之。

三八八、吐利汗出，发热恶寒，四肢拘急，手足厥冷者，四逆汤主之。

三八九、既吐且利，小便复利而大汗出，下利清谷，内寒外热，脉微欲绝者，四逆汤主之。

三九〇、吐已，下断，汗出而厥，四肢拘急不解，脉微欲绝者，通脉四逆加猪胆汤主之。

通脉四逆加猪胆汁汤方

甘草二两（炙）　干姜三两（强人可四两）　附子大者一枚（生，去皮，破八片）　猪胆汁（半合）

上四味，用水三升，煮取一升二合，去滓；加入猪胆汁，分二次温再服，其脉即来。无猪胆，以羊胆代之。

三九一、吐利发汗，脉平，小烦者，以新虚不胜谷气故也。

辨阴阳易瘥后劳复病脉证并治

三九二、伤寒阴阳易（指伤寒初愈，因房事传给对方的疾病）之为病，其人身体重，少气，少腹里急，或引阴中拘挛，热上冲胸，头重不欲举，眼中生花，膝胫拘急者，烧裈散主之。

烧裈散方

妇人中裈（裈：音昆，即内裤），近隐处，取烧作灰。

上一味，水服方寸匕。日三服。小便即利，阴头微肿，此为愈矣。妇人病，取男子裈烧服。

三九三、大病瘥后，劳复者，枳实栀子豉汤主之。

枳实栀子豉汤方

枳实三枚（炙）　栀子十四个（擘）　香豉一升（绵裹）

上三味，以清浆水七升，空煮取四升；内枳实、栀子，煮取三升，下豉，更煮五六沸，去滓，温分再服。复令微似汗。若有宿食者，内大黄如棋子大五六枚，服之愈。

三九四、伤寒瘥以后，更发热，小柴胡汤主之。脉浮者，以汗解之；脉沉实（一作紧）者，以下解之。

三九五、大病瘥后，从腰以下有水气者，牡蛎泽泻散主之。

牡蛎泽泻散方

牡蛎（熬）　泽泻　蜀漆（暖水洗去腥）　葶苈子（熬）　商陆根（熬）　海藻（洗去咸）　栝楼根各等分

上七味，异捣，下筛为散，更于臼中治之，白饮和，服方寸匕，日三服。小便利，止后服。

三九六、大病瘥后，喜唾，久不了了，胸上有寒，当以丸药温之，宜理中丸。

理中丸方

人参　白术　甘草（炙）　干姜各三两

上四味，捣筛，蜜和为丸，如鸡子黄许大，以沸汤数合，和一丸，研碎。温服之，日三服。

三九七、伤寒解后，虚羸少气，气逆欲吐，竹叶石膏汤主之。

竹叶石膏汤方

竹叶二把　石膏一斤　半夏半升（洗）　麦门冬一升（去心）　人参二两　甘草二两（炙）　粳米半升

上七味，以水一斗，煮取六升，去滓；内粳米，煮米熟汤成。去米，温服一升，日三服。

三九八、病人脉已解，而日暮微烦，以病新瘥，人强与谷，脾胃气尚弱，不能消谷，故令微烦。损谷则愈。